Ministério do Divino Feminino
Baseado no Evangelho de Maria Madalena
Por Nelson Cole

Copyright © 2022 Luiz Santos
Todos os direitos reservados.
Nenhuma parte deste livro pode ser reproduzida de qualquer forma ou por quaisquer meios sem a permissão por escrito do detentor dos direitos autorais.
Imagem da capa © Vellaz Studio
Revisão por Armando Vellaz
Design gráfico por Amadeu Brumm
Layout por Matheus Costa
Todos os direitos reservados para:
Luiz A. Santos
Religião e Filosofia

Sumário

.... 2
Prólogo 5
Capítulo 1 O Evangelho de Maria Madalena 8
Capítulo 2 Quem foi Maria Madalena? 15
Capítulo 3 A Visão de Maria sobre Cristo 22
Capítulo 4 A Relação de Maria Madalena com Jesus 29
Capítulo 5 Maria Madalena como a Primeira Feminista 36
Capítulo 6 O Testemunho de Maria após a Ressurreição 44
Capítulo 7 O Ritual da Purificação 52
Capítulo 8 O Rebaixamento de Maria pela Igreja 59
Capítulo 9 A Redenção de Maria 67
Capítulo 10 As Palavras de Maria 75
Capítulo 11 A Filosofia de Maria Madalena sobre a Salvação .. 82
Capítulo 12 Espiritualidade Contemplativa 89
Capítulo 13 Anjos e o Mundo Espiritual 97
Capítulo 14 O Conselho aos Discípulos 104
Capítulo 15 Mulheres nos Textos Apócrifos 111
Capítulo 16 A Redefinição de Pecado e Culpa 118
Capítulo 17 A Mulher nas Comunidades Cristãs Primitivas 125
Capítulo 18 Testemunhas e Apóstolas 132
Capítulo 19 Mistério do Divino Feminino 139
Capítulo 20 OCaminho do Amor Incondicional 146
Capítulo 21 Maria após a Ascensão de Cristo 153
Capítulo 22 Reconciliação Espiritual.. 161
Capítulo 23 A Redescoberta de um Símbolo 168
Capítulo 24 Espiritualidade e Verdade 175

Capítulo 25 A Jornada de Autoconhecimento 182
Capítulo 26 A Inclusão Feminina na Espiritualidade 189
Capítulo 27 Esperança e Transformação 196
Epílogo 203

Prólogo

Através das brumas do tempo, há algo que persiste, oculto, como um sussurro nos ventos que cortam o deserto. Ali, no cerne do esquecimento, repousam verdades que foram enterradas por mãos ansiosas em consolidar suas próprias versões do divino. Mas o que está oculto não pode ser silenciado para sempre, e, em algum momento, o que foi suprimido ergue-se novamente, buscando quem esteja disposto a ver além das camadas que a história impôs. Você, que agora segura estas páginas, faz parte desse despertar. Não é por acaso que encontrou este livro, e tampouco é por acaso que ele fala diretamente a você.

Há um eco, distante mas vibrante, que te chama para reconsiderar tudo o que sabe sobre os mistérios mais profundos do espírito. E, nesse eco, Maria Madalena emerge, não como a figura arredia e arrependida das tradições dominantes, mas como uma guardiã de segredos que ousaram desafiar as convenções. Escondido por séculos, seu evangelho revela um caminho que transcende os rituais, que não se submete às regras da autoridade eclesiástica. Ele aponta para uma conexão direta e inquebrantável com o divino, uma luz que arde em cada alma e que você é convidado a redescobrir.

O que se revela aqui não é uma simples narrativa dos tempos antigos, mas um convite para uma experiência transformadora, um mergulho profundo nos mistérios que foram ocultados. Este livro é uma chave, e você, a porta. Dentro dessas páginas, a voz de Maria Madalena não só ecoa pelos corredores do passado, mas ressoa dentro do seu próprio ser, chamando por um despertar. Há muito mais em jogo do que a curiosidade por um texto perdido; é um chamado para se reconectar com aquilo que sempre esteve ao seu alcance, mas que foi velado por dogmas e medos ancestrais.

Cada linha deste manuscrito carrega a potência de uma revelação. Ele fala de uma jornada espiritual que transcende os limites do visível, que busca a essência do que é verdadeiramente humano e divino. Maria não foi apenas uma discípula, foi a intérprete de uma sabedoria que ultrapassa as fronteiras impostas pelas convenções da sua época. Ela oferece uma nova visão sobre o que significa ser portador do sagrado, sobre como a verdadeira comunhão com o divino está enraizada no autoconhecimento e na introspecção.

Ao abrir este livro, você se torna parte de uma corrente que atravessa os séculos, uma linha invisível que liga os buscadores de todos os tempos, aqueles que, como você, não se contentam com respostas superficiais. Este é um caminho de transformação que não se limita a uma doutrina, mas que se alarga na busca pelo que é verdadeiro. E nesse caminho, Maria Madalena é a guia que lhe estende a mão, convidando-o a uma compreensão que rompe os grilhões das certezas impostas. Aqui, o divino é íntimo, é próximo, é um fogo que arde em cada um que se atreve a enxergar além do véu.

Este é um momento de silêncio, um espaço para você escutar o que se esconde nas entrelinhas, sentir o pulsar de uma espiritualidade que desafia as barreiras do tempo e as imposições da história. Em cada palavra, Maria Madalena convida você a ver o que os outros ignoraram, a escutar o que o ruído da tradição calou. Este não é um simples livro. É uma abertura, uma fissura no tecido do que você acreditava ser inquestionável. E por trás dessa fissura, há um brilho que apenas os que têm coragem de olhar para dentro podem perceber.

Deixe que o mistério destas páginas penetre sua alma, permita que as verdades ocultas encontrem eco no que há de mais profundo em você. As palavras que aqui repousam não são estáticas; elas são vivas, carregadas da força de um conhecimento que atravessa os séculos e que agora chega até você. Cada linha é uma centelha, um convite a trilhar um caminho que poucos ousaram seguir. O caminho de Maria é o caminho daqueles que não se contentam com a superfície, que buscam o coração do mistério, que reconhecem que a verdadeira iluminação nasce do encontro consigo mesmo.

Você não chegou até aqui por acaso, e o que você encontrará adiante pode mudar a forma como vê o mundo e a si mesmo. Estas páginas têm o poder de quebrar as correntes invisíveis que limitam sua compreensão, e de abrir portas que levam a uma conexão com o sagrado, uma conexão que é sua por direito. O que Maria Madalena nos deixou, preservado em fragmentos e murmúrios, é um lembrete de que o divino não é monopólio de ninguém. Ele está em cada sopro de vida, em cada batida do seu coração, esperando ser reconhecido. E agora, ele espera por você.

Luiz A. Santos

Capítulo 1
O Evangelho de Maria Madalena

Os ventos do deserto do Egito, secos e impetuosos, já haviam escondido muitos segredos sob suas areias. No entanto, em 1896, algo se revelaria em uma descoberta que traria à tona mistérios antigos: o Evangelho de Maria Madalena. Encontrado em fragmentos, este manuscrito apócrifo foi resgatado de um mundo que tentava ser esquecido, desafiando as estruturas consolidadas da fé. Ele foi parte de um conjunto de textos que vieram à luz em Nag Hammadi, décadas depois, oferecendo ao mundo um vislumbre de uma tradição cristã primitiva que não se alinhava completamente com as narrativas que moldaram os séculos.

O texto, com suas páginas quebradas pelo tempo e sua linguagem enigmática, guardava uma história que muitos tentaram suprimir. Nele, Maria Madalena surgia não como a pecadora arrependida que a tradição posterior viria a retratar, mas como uma líder espiritual de profunda sabedoria, alguém que compreendia os mistérios que Jesus compartilhara em segredo. Era uma figura que transcendia os papéis habituais reservados às mulheres de sua época, mostrando-se como a testemunha de uma verdade espiritual que os outros apóstolos relutavam em aceitar.

Para compreender a importância dessa redescoberta, é preciso mergulhar no cenário histórico-religioso daqueles primeiros séculos. O cristianismo nascente era uma colcha de retalhos de crenças, ideias e interpretações sobre quem era Jesus e o que sua mensagem realmente significava. A divisão entre os evangelhos considerados canônicos e os apócrifos não era apenas uma questão de teologia, mas um reflexo de disputas de poder e de interpretação da fé. Os evangelhos canônicos, selecionados no que viria a ser uma estrutura ortodoxa da Igreja, consolidavam uma narrativa específica, onde as mulheres, especialmente Maria Madalena, ocupavam um lugar secundário. Já os apócrifos, como o Evangelho de Maria, ofereciam perspectivas que desafiavam a autoridade estabelecida.

As escrituras de Nag Hammadi, encontradas em 1945, lançaram uma nova luz sobre essa diversidade de visões no cristianismo primitivo. Eram textos que carregavam a essência de uma espiritualidade mais mística, uma compreensão do divino que se conectava profundamente ao íntimo de cada ser. O Evangelho de Maria foi um dos pilares dessa redescoberta. Ele não só colocava Maria Madalena como uma discípula amada, mas como uma que compreendia os ensinamentos de Jesus em sua profundidade, que ousava dialogar diretamente com os mistérios da alma e do mundo espiritual.

Enquanto os evangelhos canônicos - Mateus, Marcos, Lucas e João - delineavam a história de Jesus a partir de um prisma mais dogmático, os apócrifos como o de Maria propunham uma espiritualidade que se aproximava da experiência direta do sagrado. Maria, nesse evangelho, fala de uma jornada espiritual que vai além das regras e rituais estabelecidos, uma jornada que envolve a descoberta da verdadeira natureza da alma. As passagens preservadas revelam discussões entre Maria e os apóstolos, onde ela desafia a visão limitada de Pedro e dos outros, propondo que a essência dos ensinamentos de Jesus estava em acessar a luz interior que habita em todos.

O contexto histórico desse evangelho, porém, também é de resistência e silenciamento. No seio da Igreja primitiva, Maria Madalena ocupava uma posição central, mas à medida que o cristianismo se institucionalizava, figuras femininas como ela foram relegadas às sombras. Em meio a concílios e decretos, a história de Maria foi sendo transformada, sua imagem moldada para se conformar a um arquétipo mais aceitável. A Igreja não poderia permitir que uma mulher fosse reconhecida como portadora de uma revelação espiritual que rivalizasse com a dos apóstolos homens.

Entretanto, a existência do Evangelho de Maria desvela uma história paralela, um fio perdido que conecta o humano ao divino de forma íntima e pessoal. Ele se torna uma chave para questionar o porquê de certas narrativas terem prevalecido e outras terem sido relegadas ao esquecimento. Se olharmos com atenção, o que se descobre ali é uma voz que sussurra a necessidade de ouvir o coração, de compreender a presença divina em cada experiência vivida, algo que vai muito além das estruturas de poder.

Compreender a importância de Maria Madalena nesse contexto é, portanto, reconhecer que ela foi mais do que uma seguidora de Cristo; ela foi uma guardiã de um conhecimento que a tradição dominante tentou apagar. Seus ensinamentos, preservados nessas linhas fragmentadas, revelam uma outra face do cristianismo, onde a busca pelo autoconhecimento e a conexão direta com o divino são os caminhos para a verdadeira salvação. Em um mundo dividido entre a matéria e o espírito, ela era aquela que caminhava entre os dois, mantendo a chama de uma espiritualidade mais profunda acesa.

Essa redescoberta traz também implicações para a nossa compreensão moderna sobre a figura de Maria e o papel das mulheres na fé. O Evangelho de Maria nos desafia a reavaliar a narrativa oficial e a perceber que as raízes do cristianismo são mais complexas do que muitas vezes se admite. Revela-nos um tempo em que o feminino e o masculino eram capazes de dialogar de igual para igual, em que a voz de uma mulher não era apenas ouvida, mas respeitada como uma guia para os mistérios espirituais.

O deserto que escondeu por séculos esses manuscritos agora revela sua história para aqueles que estão dispostos a ouvir. E é nesse cenário de revelação e ocultamento que a figura de Maria Madalena ressurge, não apenas como uma memória apagada pela história, mas como uma presença que desafia, que questiona, e que nos convida a ver o mundo com novos olhos. Ela se ergue como a luz que penetra as sombras, resgatando a essência do que é verdadeiramente humano e divino.

O Evangelho de Maria Madalena, redescoberto em meio às areias do Egito, carrega um fardo simbólico que ultrapassa sua própria materialidade. Seu conteúdo é um convite ao questionamento dos fundamentos do cristianismo tal como foi consolidado. Em suas linhas fragmentadas, emerge uma visão espiritual que contrasta com os textos aceitos como canônicos, propondo uma perspectiva radicalmente diferente sobre Jesus e sobre a própria natureza da espiritualidade. E é justamente essa divergência que torna o evangelho tão potente e controverso.

Para entender a dimensão de seu impacto, é necessário voltar à descoberta dos manuscritos de Nag Hammadi em 1945. Nesse local, escondidos dentro de jarros de cerâmica, estavam textos que revelavam uma corrente de pensamento gnóstico que havia sido extirpada da tradição cristã oficial. Esses escritos falavam de uma realidade divina que transcende o mundo material e da necessidade de um conhecimento interior, um "gnosis", para alcançar a verdadeira comunhão com o divino. O Evangelho de Maria, embora não tenha sido encontrado especificamente nesse conjunto, se alinha ao espírito desses textos, questionando a visão materialista e hierárquica que dominava a interpretação dos ensinamentos de Cristo.

A própria existência desse evangelho levanta questões profundas sobre como a Igreja lidou com as vozes dissidentes em sua formação. Maria Madalena, a figura que nele se destaca, é uma mulher que se atreve a ensinar, a interpretar os ensinamentos de Jesus, a desafiar a visão dos apóstolos homens. Em uma passagem notável do texto, Maria compartilha visões espirituais que desorientam seus companheiros, revelando uma profundidade que os outros parecem incapazes de alcançar. Seu discurso sobre a ascensão da alma, que transita entre os poderes terrenos em direção a uma esfera celestial, contrasta com a compreensão mais literal e rígida dos outros discípulos, especialmente Pedro.

Essa visão de Maria, que valoriza a experiência interna do divino sobre dogmas estabelecidos, representa um desafio direto à estrutura emergente da Igreja. Nos primeiros séculos do cristianismo, as comunidades eram múltiplas, com práticas e interpretações diversas. Porém, à medida que a religião se institucionalizou, as diferenças precisaram ser suprimidas para a construção de uma identidade unificada. O Evangelho de Maria surge como um lembrete de que, antes dessa unificação, havia um espaço para o espiritual que questionava e transcendia as barreiras do hierárquico e do físico.

Não é surpreendente que a Igreja tenha resistido a aceitar esse evangelho. O que Maria propunha era uma interpretação em que o acesso ao divino não era mediado apenas pela autoridade dos apóstolos, mas por uma conexão direta, acessível a todos que buscassem o autoconhecimento. Essa ênfase na introspecção e na revelação interior ameaçava a necessidade de uma hierarquia rígida, que buscava centralizar o poder espiritual nas mãos de uma estrutura clerical. Reconhecer a autoridade de Maria seria também reconhecer a possibilidade de que o divino pudesse se manifestar além dos limites dos dogmas e tradições estabelecidos.

Porém, para estudiosos contemporâneos, a importância desse texto vai além das disputas históricas. Ele nos oferece uma nova janela para entender o cristianismo primitivo como um movimento dinâmico, com múltiplas vozes e perspectivas. A figura de Maria Madalena, com sua visão espiritual, torna-se central para repensar o papel da mulher nesse período, mas também para desafiar as noções rígidas de autoridade espiritual. Seu evangelho, assim como os demais textos gnósticos, nos lembra de uma espiritualidade que vê no ser humano um microcosmo do divino, onde a busca pela verdade é uma jornada interna.

O Evangelho de Maria também propõe uma releitura das relações entre Maria e os outros apóstolos, em especial Pedro. Em várias passagens, Pedro se mostra desconfortável com a posição de liderança de Maria, questionando a validade de suas visões e a legitimidade de seu conhecimento. O embate entre Maria e Pedro é simbólico, representando o choque entre uma espiritualidade mística e uma abordagem mais institucionalizada e ortodoxa. A voz de Maria, que ressoa como uma busca por uma verdade mais ampla e inclusiva, encontra resistência em Pedro, que personifica a estrutura de poder que buscava definir e limitar o alcance dos ensinamentos de Jesus.

Esse confronto revela um aspecto fundamental das implicações teológicas do Evangelho de Maria. Ele questiona a exclusividade do apostolado masculino e propõe uma visão onde o conhecimento espiritual transcende as limitações impostas pelo gênero. A resistência de Pedro pode ser vista como uma metáfora para o processo histórico que levou ao apagamento das vozes femininas dentro da tradição cristã, transformando a mensagem original em um eco distante de sua diversidade inicial. O silêncio imposto sobre o evangelho é, assim, um reflexo de um movimento mais amplo de marginalização das experiências que não se enquadravam na ortodoxia.

O interesse renovado por este texto nos tempos modernos reflete uma busca por uma espiritualidade mais conectada à experiência individual e menos dependente de estruturas externas de autoridade. À medida que a figura de Maria Madalena é redescoberta e ressignificada, ela se torna um símbolo de resistência às narrativas hegemônicas e uma inspiração para aqueles que buscam um caminho espiritual que valorize a voz interior e a igualdade. Seu evangelho é um lembrete de que, antes de ser apagada pela história, ela carregava em si a chama de uma verdade que não podia ser totalmente apagada.

Este redescobrimento do Evangelho de Maria, com suas implicações desafiadoras, convida a uma reflexão mais profunda sobre o que significa ser discípulo, líder e portador de uma verdade espiritual. Ele nos desafia a repensar o que perdemos ao longo dos séculos em nome da unidade e da uniformidade. E nos coloca diante da possibilidade de um cristianismo mais amplo, onde Maria Madalena não é apenas uma figura periférica, mas uma guia que nos leva de volta ao mistério da fé e ao potencial transformador do conhecimento espiritual.

Os fragmentos desse texto, fragmentos de um passado e de uma esperança perdida, se apresentam como uma memória viva que insiste em ser ouvida. Em suas linhas, há uma mensagem que transcende o tempo, uma mensagem que ecoa em um mundo em busca de reconectar-se com sua essência espiritual. E, por trás dessa mensagem, está a figura de Maria Madalena, a discípula que ousou ver além do visível e falar de um reino que não pertence a este mundo.

Capítulo 2
Quem foi Maria Madalena?

Maria Madalena. Um nome que ecoa através dos séculos, carregado de mistérios e contradições. Quem foi, de fato, essa mulher cuja presença resiste ao tempo e à história? As escrituras tradicionais e os textos apócrifos apresentam imagens distintas de sua figura, e cada versão nos convida a explorar um aspecto diferente de sua complexa personalidade. Nas entrelinhas dos evangelhos, tanto os canônicos quanto os excluídos do cânone, é possível entrever uma narrativa que foi sendo lapidada para se adequar a visões mais restritivas da história do cristianismo.

A biografia de Maria Madalena começa em Magdala, uma pequena cidade às margens do Mar da Galileia. Dali, ela emerge como uma mulher marcada, inicialmente, por uma vida atormentada, mencionada nos evangelhos canônicos como alguém de quem Jesus teria expulsado sete demônios. Essa descrição, contudo, não define quem ela realmente era. Afinal, qual era a natureza desses "demônios"? Seriam eles apenas uma metáfora para traumas, sofrimentos e experiências de uma vida marginalizada em um mundo onde as mulheres eram frequentemente relegadas ao silêncio? Ou seria esse relato um artifício para obscurecer a verdadeira profundidade de sua relação com Jesus?

O primeiro encontro entre Maria e Jesus marca uma transformação, uma ruptura com o passado. A partir desse momento, ela se torna uma seguidora dedicada, acompanhando-o por vilarejos e cidades, testemunhando suas pregações e milagres. Diferente da maioria dos discípulos, que eram em sua maioria homens, Maria Madalena ganha destaque na narrativa dos evangelhos como uma das poucas mulheres que andavam ao lado de Jesus de maneira pública e corajosa. Esse é um detalhe que, por si só, já sugere que sua presença transcendia os papéis tradicionais reservados às mulheres de sua época.

Nos evangelhos canônicos de Mateus, Marcos, Lucas e João, Maria Madalena é uma figura constante, mas muitas vezes enigmática. Esses textos são ambíguos quanto ao papel exato que ela desempenhou no ministério de Jesus. Por um lado, ela é mencionada como uma das mulheres que sustentavam Jesus e seus discípulos com seus próprios recursos, o que sugere uma posição de autonomia e independência. Por outro, sua presença é frequentemente velada pela sombra da tradição que buscou reduzir sua importância.

Entretanto, seu próprio evangelho apócrifo oferece outra perspectiva, desvelando uma mulher que compreende os mistérios espirituais de forma singular, alguém que se aproxima de Jesus não apenas como seguidora, mas como alguém que compreendia sua mensagem de maneira mais profunda que muitos dos apóstolos. Ele a apresenta não como uma mulher frágil e arrependida, mas como uma guia espiritual, alguém que transcende as limitações impostas por seu tempo e contexto. Essa imagem se distancia das tradições que insistem em retratá-la apenas como uma figura penitente, distorcendo a essência de sua trajetória.

Maria Madalena era também a testemunha silenciosa dos momentos mais importantes da vida de Jesus. Ela estava presente ao pé da cruz, quando muitos haviam fugido, escondidos pelo medo da repressão romana. Seu coração suportava a dor que transbordava de suas lágrimas ao ver o sofrimento de seu mestre, enquanto o céu de Jerusalém se fechava em trevas. No entanto, foi após a morte de Jesus que ela assumiu um papel ainda mais essencial na narrativa cristã: ela foi a primeira a vê-lo ressuscitado. As escrituras nos contam que, enquanto o mundo ainda dormia no silêncio da madrugada, foi Maria que encontrou o sepulcro vazio e que teve a visão do Cristo ressuscitado, recebendo de suas próprias palavras a missão de anunciar a nova vida aos outros discípulos.

O que significa, então, ser a primeira a ver o Cristo ressuscitado? Em um mundo onde a palavra de uma mulher não tinha valor diante dos tribunais, a escolha de Jesus de se revelar primeiro a Maria desafia as normas estabelecidas e subverte a ordem social. Maria Madalena se torna, naquele momento, a "apóstola dos apóstolos", a mensageira da boa nova que carregava a essência do que seria a esperança cristã. No entanto, com o passar do tempo, essa posição de destaque foi sendo diluída pelas vozes masculinas que definiram os rumos da Igreja nascente.

Nos debates teológicos que marcaram os primeiros séculos do cristianismo, a figura de Maria foi reconfigurada e reinterpretada à medida que o cristianismo se institucionalizava. Ela foi associada à mulher pecadora que unge os pés de Jesus com perfume em Lucas, embora não haja evidências diretas dessa ligação nos textos originais. Essa imagem de arrependimento se sobrepôs à de uma líder espiritual, transformando Maria Madalena em um símbolo de penitência e submissão. Ao longo dos séculos, a Igreja ocidental consolidou essa narrativa, transformando-a em uma figura que deveria ser lembrada por seu passado de erro, e não por sua coragem e sabedoria.

No entanto, quando voltamos ao Evangelho de Maria, essa imagem se desfaz, e emerge outra face dessa mulher que acompanhou de perto os passos de Jesus. Nas linhas de seu evangelho, vislumbramos alguém que discute com os apóstolos, que lhes revela visões sobre o caminho da alma após a morte, que se recusa a ser silenciada pela incredulidade de Pedro. Ela é uma voz ativa, que insiste em ser ouvida, que guarda um saber que desafia as estruturas da nova Igreja em formação.

A distância entre a Maria dos textos canônicos e a Maria do evangelho apócrifo é um convite à reflexão sobre como a memória histórica pode ser moldada e manipulada. A biografia de Maria Madalena, em sua complexidade, nos leva a questionar os processos de construção das narrativas religiosas e os interesses que guiaram a seleção de quais histórias seriam preservadas e quais seriam deixadas de lado.

Revisitar quem foi Maria Madalena é também revisitar os alicerces do cristianismo primitivo, onde as fronteiras entre o sagrado e o mundano eram menos rígidas, e onde as mulheres ainda podiam ser portadoras da verdade divina. Seu nome, que sobreviveu às tentativas de apagamento e distorção, ecoa como um símbolo de resistência, uma lembrança de que, antes de qualquer narrativa oficial, existia uma mulher que se atreveu a caminhar lado a lado com Cristo, compartilhando sua vida e sua mensagem.

O desafio de compreender Maria Madalena em sua totalidade não se resume a resgatar fatos históricos. É também um exercício de escuta das vozes que foram silenciadas ao longo dos séculos, e de reconhecer que, nas sombras da tradição, ainda há muito a ser redescoberto. A verdadeira Maria Madalena, aquela que se esconde por detrás das camadas de interpretações, permanece como um enigma, mas um enigma que nos convida a explorar mais profundamente as raízes da fé e a natureza de sua liderança espiritual.

As escrituras que compõem o Novo Testamento oferecem múltiplas facetas da figura de Maria Madalena. Entre os evangelhos canônicos – Mateus, Marcos, Lucas e João – cada um revela fragmentos de sua história, como um espelho estilhaçado refletindo diferentes ângulos de sua presença junto a Jesus. Ao lado dessas narrativas mais conhecidas, o Evangelho de Maria apresenta um retrato alternativo e muitas vezes conflitante, propondo uma reinterpretação de seu papel e de sua proximidade com o Cristo.

No Evangelho de Mateus, Maria Madalena surge no momento crucial da crucificação, uma das poucas que permaneceu ao pé da cruz quando quase todos os discípulos fugiram. Sua persistência e devoção a Cristo são visíveis na narrativa, que a coloca ao lado de outras mulheres, observando de longe enquanto o mundo testemunhava o sacrifício de Jesus. Esse evangelho sugere uma figura de força silenciosa, que não se afasta da dor e permanece fiel ao seu mestre até o final.

Marcos reforça essa imagem, destacando Maria como uma das mulheres que foram ao sepulcro para ungir o corpo de Jesus após sua morte. No entanto, é no relato da ressurreição que Maria Madalena assume um papel de destaque. Ela é a primeira a testemunhar o túmulo vazio e a ouvir dos anjos a notícia de que Ele havia ressuscitado. A narrativa de Marcos é breve, quase um sussurro diante do mistério, mas deixa claro que, no alvorecer do cristianismo, foi Maria quem carregou a primeira mensagem de esperança.

Lucas, por sua vez, nos oferece um retrato mais elaborado, mas também mais ambíguo. Em sua narrativa, Maria Madalena é mencionada entre as mulheres que acompanhavam Jesus e os apóstolos, sustentando-os com seus recursos. É em Lucas que aparece a famosa passagem da mulher pecadora que lava os pés de Jesus com suas lágrimas e os enxuga com seus cabelos. Contudo, o texto nunca menciona explicitamente que essa mulher seja Maria Madalena, embora a tradição posterior tenha associado ambas as figuras, contribuindo para a construção de sua imagem como uma mulher arrependida. Essa associação, não fundamentada nos textos originais, moldou a percepção de Maria ao longo dos séculos, transformando-a em símbolo de redenção, mas também de marginalidade.

João, em contraste, destaca uma intimidade especial entre Maria Madalena e Jesus. Ele a descreve como a primeira a encontrar o túmulo vazio e a quem o próprio Cristo ressuscitado se revela, chamando-a pelo nome. O encontro entre Maria e Jesus no jardim é carregado de simbolismo e ternura. Quando ela o reconhece, sua exultação se traduz em um único gesto: ela quer tocar o mestre, segurá-lo, mas Ele a adverte, dizendo: "Não me toques, porque ainda não subi para meu Pai". Essa cena, repleta de mistério, sugere uma conexão única entre os dois, uma compreensão que transcende as palavras e os ritos, mas que também marca o início de uma nova era, onde o físico cede lugar ao espiritual.

Esses relatos canônicos criam um mosaico de interpretações sobre Maria Madalena, mas todos compartilham um ponto em comum: ela foi uma figura central nos momentos mais decisivos da vida de Jesus. No entanto, eles também nos mostram o quanto a sua presença foi cuidadosamente moldada para caber nas necessidades teológicas de cada evangelista e, posteriormente, da própria Igreja. As escrituras não canonizadas, como o Evangelho de Maria, apresentam uma outra visão, que confronta a narrativa dominante, revelando uma mulher que se destaca entre os discípulos pela profundidade de sua compreensão espiritual.

O Evangelho de Maria a coloca como uma líder que não teme falar diante dos outros apóstolos, compartilhando as visões que recebeu do mestre e desafiando a incredulidade de Pedro. Nas discussões sobre os ensinamentos de Jesus, é Maria quem se destaca ao compreender a essência da mensagem sobre a ascensão da alma e a libertação das amarras materiais. Enquanto os outros discípulos parecem hesitar e duvidar, ela surge como aquela que compreende o caminho espiritual em sua profundidade. A tensão entre Maria e Pedro, que aparece em seu evangelho, reflete a luta por autoridade e a resistência à liderança feminina que se tornaria característica da tradição cristã posterior.

Esse contraste entre os textos canônicos e o apócrifo nos leva a perguntar: por que as narrativas mais radicais sobre Maria foram silenciadas? A resposta reside, talvez, nas dinâmicas de poder que definiram os rumos do cristianismo nascente. A ideia de uma mulher como líder espiritual, que compreendia os mistérios mais profundos, não se encaixava na estrutura hierárquica que a Igreja começava a construir. Para garantir a unidade e a ortodoxia, era necessário que as vozes dissidentes, especialmente as femininas, fossem marginalizadas.

Ainda assim, a comparação entre essas diferentes escrituras nos permite resgatar uma Maria Madalena que ultrapassa os estereótipos de arrependimento e penitência. A leitura do Evangelho de Maria, ao lado dos canônicos, revela uma figura multifacetada, que desafiou as convenções e que foi reconhecida, mesmo que por um breve momento, como uma voz legítima na interpretação dos ensinamentos de Jesus. Esse exercício de revisão das escrituras é, ao mesmo tempo, um ato de redescoberta e de questionamento das narrativas que nos foram legadas.

Ao revisitar essas fontes, nos aproximamos de uma verdade mais complexa, onde Maria não é apenas a mulher que chora ao pé da cruz, mas também aquela que discute sobre o caminho da alma, que desafia a visão de Pedro e que, mesmo silenciada, mantém viva a chama de uma espiritualidade mais aberta e inclusiva. Os diferentes evangelhos, cada um com sua ênfase e perspectiva, nos ajudam a construir uma imagem que vai além dos limites de uma tradição rigidamente controlada.

Assim, Maria Madalena surge como um símbolo de um cristianismo que poderia ter sido, onde o papel das mulheres não era apenas o de espectadoras, mas de protagonistas da mensagem de Cristo. Sua imagem, fragmentada entre os evangelhos canônicos e seu próprio evangelho, resiste a uma interpretação única e nos desafia a ouvir sua voz em meio ao coro das narrativas oficiais. No final, ao mergulhar nas escrituras, o que encontramos é uma história de resistência e de luta por espaço, uma história que se recusa a ser apagada e que persiste como um chamado para redescobrir a essência do que significa ser discípulo, mensageiro e, sobretudo, humano diante do mistério divino.

Capítulo 3
A Visão de Maria sobre Cristo

Em um cenário de segredos e de revelações, a visão de Maria Madalena sobre Jesus emerge de forma singular. O Evangelho de Maria traz uma perspectiva que nos aproxima de uma interpretação mística dos ensinamentos de Cristo, que transcende a visão dos outros apóstolos. Essa visão é complexa, cheia de nuances, e sugere uma compreensão mais profunda do papel de Jesus como mestre e guia espiritual, que fala diretamente à essência de cada ser humano.

No texto que leva seu nome, Maria é retratada como uma confidente de Jesus, uma testemunha privilegiada de seus mistérios mais íntimos. Ele a instrui em segredo, confiando-lhe ensinamentos que, de acordo com o evangelho, não foram plenamente compreendidos pelos demais discípulos. As palavras de Jesus para ela não são apenas instruções para serem seguidas, mas convites para uma transformação interna, para uma viagem ao âmago do ser, onde reside a verdadeira conexão com o divino. Esse conhecimento não é apenas teórico; é prático, voltado para a experiência direta do sagrado.

O Evangelho de Maria sugere que Jesus compartilhava com ela uma visão do Reino de Deus que não estava baseada em estruturas materiais ou na obediência a dogmas rígidos, mas na descoberta de uma luz interior, que cada ser humano carrega dentro de si. Maria compreende que, para alcançar essa verdade, é preciso um desapego das ilusões do mundo material, das preocupações mundanas que muitas vezes nos aprisionam em um ciclo de sofrimento. Para ela, o Reino de Deus não é um lugar físico a ser alcançado, mas um estado de consciência, uma abertura para uma realidade espiritual que transcende os limites da experiência terrena.

O que torna essa visão tão revolucionária é a ênfase na experiência direta e pessoal do sagrado. Enquanto muitos dos apóstolos discutiam sobre regras e práticas externas, Maria falava de uma busca interna, de um despertar que deveria ocorrer no coração de cada discípulo. Esse contraste é particularmente visível quando, em seu evangelho, Maria relata visões e instruções de Jesus sobre a ascensão da alma. Suas palavras descrevem uma jornada espiritual que passa por diferentes estágios, enfrentando obstáculos que refletem os medos e apegos humanos, até atingir uma compreensão mais profunda do eu e do divino.

Essa visão espiritual coloca Maria em uma posição de líder entre os discípulos, alguém que não apenas ouviu os ensinamentos de Jesus, mas que os interiorizou e foi capaz de traduzir essa experiência em palavras e atos. A sua interpretação do que Jesus representava e do que ensinava vai além da imagem de um messias terreno que muitos esperavam; ela vê em Jesus um guia para a libertação espiritual, alguém que não apenas oferece redenção através de sua morte e ressurreição, mas que ensina a todos a encontrar essa redenção em seu próprio ser.

Para Maria, a morte e a ressurreição de Jesus são eventos cósmicos, que não devem ser compreendidos apenas no sentido literal, mas como um símbolo de uma transformação que cada um de nós pode experimentar. A mensagem de Jesus, em sua visão, é sobre o morrer para o mundo material, para os desejos e medos que nos prendem, e o renascer para uma nova forma de viver, conectada à verdade divina. Essa interpretação desafia as visões mais tradicionais dos apóstolos, que muitas vezes se concentravam em aspectos externos e visíveis do ministério de Cristo.

A visão de Maria também toca em temas que são controversos e que desafiaram a aceitação de seu evangelho nos círculos oficiais do cristianismo. Ela fala de um conhecimento espiritual que não depende da intermediação dos apóstolos, mas que é acessível a todos que se dispuserem a buscar essa verdade interna. Isso sugere que a autoridade espiritual de cada indivíduo pode ser tão válida quanto a de qualquer líder religioso, desde que essa autoridade esteja baseada em uma conexão autêntica com o divino.

Os outros apóstolos, especialmente Pedro, parecem não entender plenamente essa visão de Maria. Em seu evangelho, ela relata um episódio em que, após compartilhar suas visões, Pedro a questiona, duvidando da legitimidade de suas palavras. Para ele, a ideia de que Jesus revelaria algo de especial a Maria, e não a todos os discípulos, é desconcertante. Essa reação de Pedro, que busca reafirmar uma estrutura de poder baseada em uma visão hierárquica e masculina da liderança, contrasta com a proposta de Maria, que é de uma espiritualidade mais inclusiva e horizontal.

No entanto, Jesus, conforme narrado no evangelho apócrifo, não escolheu Maria por acaso. A relação entre os dois é marcada por uma confiança que se estende além das convenções sociais de sua época. Ele reconhece nela uma sensibilidade espiritual que a capacita a compreender e transmitir suas palavras de forma única. Maria, por sua vez, assume essa responsabilidade com coragem, enfrentando a resistência dos outros discípulos e mantendo viva a essência da mensagem que recebeu.

As palavras de Maria sobre Cristo, registradas no evangelho que leva seu nome, nos convidam a redescobrir um cristianismo que coloca o foco na experiência pessoal da divindade. Sua visão propõe um caminho que não é de submissão a dogmas, mas de transformação interna, de um autoconhecimento que leva à união com o divino. Para Maria, o ensinamento mais profundo de Jesus é que a verdadeira revelação não está nas leis escritas, mas no silêncio da alma que se abre para a luz que vem de dentro.

Essa perspectiva nos convida a repensar o que significa ser um seguidor de Cristo. Ela desafia a ideia de que a fé deve ser mediada por estruturas eclesiásticas, propondo que o verdadeiro encontro com o divino é uma experiência que cada um deve buscar em sua própria jornada. Em um mundo onde a espiritualidade era frequentemente controlada por um grupo de líderes, a mensagem de Maria ecoa como uma voz que clama por liberdade, por uma busca que é tanto individual quanto coletiva.

O que o Evangelho de Maria nos revela, portanto, é que há uma riqueza de visões sobre Jesus que vão além das narrativas que se tornaram dominantes. E, no centro dessa visão, está Maria Madalena, uma mulher que compreendeu que o Reino de Deus é um estado de ser, uma consciência iluminada que cada um pode acessar através do autoconhecimento e da conexão direta com o sagrado. É essa visão que resiste ao tempo, que se oculta nas margens da história oficial, mas que ainda nos convida a refletir sobre a verdadeira natureza do ensinamento de Cristo.

As palavras de Maria, preservadas em fragmentos, nos desafiam a olhar para além das aparências e a buscar um entendimento mais profundo da mensagem de Jesus. Elas são um convite a explorar o mistério, a transcendência e a luz que habita no coração de cada ser humano. Através de seu evangelho, Maria Madalena emerge como uma mensageira de uma espiritualidade que se recusa a ser aprisionada, e que nos lembra que a essência do divino é uma chama que arde em silêncio, esperando ser descoberta em cada alma que se atreve a buscá-la.

As palavras de Maria Madalena ressoam com uma intensidade rara, revelando um entendimento do divino que vai além da superfície dos ensinamentos. No Evangelho de Maria, suas visões sobre o Reino de Deus e os caminhos espirituais propostos por Jesus nos convidam a mergulhar em um universo místico, onde o conhecimento de si é a chave para a compreensão do cosmos. É um convite a ultrapassar os limites do visível e do tangível, acessando dimensões que só podem ser desveladas pelo olhar interior. A profundidade espiritual de Maria Madalena é, assim, um dos maiores legados que seu evangelho nos oferece, desafiando as fronteiras da tradição e da teologia oficial.

Nas passagens preservadas de seu evangelho, Maria fala de uma viagem da alma que busca a libertação das amarras do mundo material. Essa jornada espiritual é repleta de simbolismos e ensinamentos que dialogam com as tradições místicas da época, como as correntes gnósticas, que viam na ascensão do espírito uma forma de transcender o sofrimento e encontrar a verdadeira luz. Para Maria, a mensagem de Jesus não era apenas sobre a salvação da alma, mas sobre a compreensão profunda de que a divindade habita em cada ser humano, esperando ser despertada.

As descrições de Maria sobre a ascensão da alma trazem uma visão que é, ao mesmo tempo, profundamente espiritual e universal. Em seu evangelho, ela narra uma série de diálogos com os outros apóstolos, onde tenta compartilhar as revelações que recebeu de Jesus. Ela descreve a ascensão do espírito através de sete estágios, cada um representando uma luta contra forças que tentam manter a alma presa às ilusões do mundo. Esses estágios não são apenas desafios externos, mas obstáculos internos, como o desejo, a ignorância e o medo, que precisam ser superados para que a alma possa alcançar a verdadeira liberdade.

Esse caminho descrito por Maria reflete uma espiritualidade que é, ao mesmo tempo, mística e prática. Ela propõe que cada discípulo, para alcançar a plenitude espiritual, deve enfrentar os demônios interiores, confrontar as sombras que habitam em seu próprio ser. É um convite à introspecção, à meditação e à busca por um autoconhecimento que leva à compreensão da natureza divina do ser. A jornada de ascensão que Maria descreve é uma metáfora para a transformação interior que cada um de nós deve buscar, um processo de purificação que nos aproxima do Cristo interior, da luz que habita em cada um.

Essa abordagem mística se distancia da visão tradicional dos outros apóstolos, que frequentemente focavam nas regras externas e nos preceitos morais como caminho para a salvação. Para Maria, a verdadeira revelação está no despertar da consciência, em perceber que o Reino de Deus não é algo a ser alcançado no futuro ou em um lugar distante, mas uma realidade presente, acessível a todos que se dispõem a olhar para dentro de si. Sua visão propõe um cristianismo que vai além das estruturas rígidas e dos dogmas, resgatando a essência de um encontro íntimo com o sagrado.

O contraste entre as interpretações de Maria e de Pedro, em especial, reflete essa diferença de abordagem. Pedro, que representa a tradição que daria origem à estrutura da Igreja, questiona a autoridade de Maria em transmitir as revelações de Jesus. Ele vê com ceticismo a ideia de que uma mulher poderia ser a portadora de um conhecimento que os outros discípulos não receberam. A tensão entre os dois é emblemática de um conflito maior, onde a visão institucional e hierárquica do cristianismo se confronta com uma proposta de espiritualidade mais livre e pessoal, que Maria encarna.

A profundidade espiritual de Maria Madalena se manifesta, então, na maneira como ela entende que a busca pelo divino é também uma busca por si mesmo. Em suas visões, Jesus não é apenas o mestre que revela o caminho, mas o espelho através do qual cada ser humano pode ver sua própria face divina. Ele é o guia que aponta para um mistério que precisa ser desvendado dentro do próprio coração, e não apenas nos ritos e nas leis. Essa interpretação sugere que a verdadeira libertação, a que Jesus propôs, é a descoberta de que somos parte de uma realidade maior, que transcende a matéria e se conecta diretamente ao espírito.

Em seus diálogos com os outros apóstolos, Maria fala do caminho da alma como um processo de desapego das ilusões do mundo, da libertação dos medos e das amarras que nos mantêm presos ao sofrimento. Ela nos lembra de que o que realmente impede a nossa visão do divino são os véus que colocamos entre nós e a nossa essência verdadeira. O medo da morte, a busca por poder e a necessidade de controle são, para ela, obstáculos que precisam ser superados para que possamos enxergar além do véu da ilusão e alcançar a plenitude espiritual.

As lições espirituais de Maria Madalena, conforme descritas em seu evangelho, também dialogam com correntes de pensamento que seriam suprimidas ao longo dos séculos, como o gnosticismo. A ideia de que o conhecimento (gnosis) é a chave para a libertação da alma é um tema central em sua visão, e remete a uma tradição que via no autoconhecimento uma forma de encontrar o divino. Maria propõe que a verdadeira fé não é apenas acreditar em um conjunto de verdades, mas vivenciar uma experiência transformadora que nos revela quem somos em essência.

Essa perspectiva, contudo, foi considerada perigosa pelos líderes da Igreja que buscavam consolidar uma teologia mais uniforme e controlada. A ideia de que cada um poderia acessar o divino por si mesmo, sem a necessidade de uma autoridade intermediária, era um desafio à estrutura de poder que se formava. Ao longo dos séculos, essa visão mais mística e inclusiva de Maria Madalena foi relegada ao esquecimento, enquanto a imagem de uma mulher arrependida se consolidava como a narrativa oficial.

Hoje, ao revisitarmos o Evangelho de Maria, podemos redescobrir uma espiritualidade que fala diretamente ao espírito moderno, em busca de um sentido mais profundo e de uma conexão mais autêntica com o divino. A visão de Maria Madalena sobre Cristo, sobre a alma e sobre o caminho para o Reino de Deus nos convida a um retorno ao essencial, a uma fé que é também uma jornada interior. Ela nos lembra de que o que buscamos fora já está dentro de nós, esperando ser desvelado, como um tesouro oculto nas profundezas do ser.

A profundidade espiritual de Maria nos ensina que o divino não está separado de nós, mas é uma presença que habita cada gesto, cada pensamento, cada respiro. E é através desse reconhecimento que podemos, como ela, iniciar nossa própria jornada de ascensão, rumo à luz que nos espera além das sombras da ignorância. É um caminho que Maria traçou com coragem, enfrentando os que duvidavam de sua voz e mantendo viva uma mensagem que ressoa ainda hoje: de que a verdade espiritual é uma experiência viva, que se revela a cada um de nós, se tivermos a coragem de olhar para dentro e de ouvir o chamado do silêncio.

Capítulo 4
A Relação de Maria Madalena com Jesus

O vínculo entre Maria Madalena e Jesus é um dos aspectos mais intrigantes e profundamente discutidos na história do cristianismo. Esse laço, envolto em mistério e carregado de interpretações ao longo dos séculos, vai muito além de uma simples relação entre mestre e discípula. Ele sugere uma ligação que ultrapassa as convenções da época, desafiando tanto os limites sociais quanto os papéis de gênero estabelecidos. O que fez com que Jesus e Maria Madalena se conectassem de forma tão singular? E quais foram as implicações dessa relação para a mensagem que Jesus desejava deixar ao mundo?

Nos evangelhos canônicos, o relacionamento entre Jesus e Maria Madalena é narrado de forma discreta, mas com sutis indicações de um laço especial. Ela não era apenas uma entre os muitos seguidores, mas alguém que esteve presente em momentos fundamentais, desde as viagens por vilarejos até o calvário do Gólgota, e, sobretudo, no sepulcro vazio. Esses textos sugerem que Maria Madalena gozava de uma intimidade que a colocava em uma posição de proximidade única, mesmo que as palavras usadas sejam frequentemente veladas por metáforas e símbolos.

Em passagens como o encontro entre Jesus ressuscitado e Maria, narrado no Evangelho de João, é possível sentir a profundidade dessa conexão. Quando Jesus a chama pelo nome, "Maria", e ela o reconhece imediatamente, respondendo "Rabboni" – que significa mestre –, há um sentido de reconhecimento mútuo que transcende a linguagem comum. Esse chamado pelo nome evoca a ideia de que Jesus não estava apenas se dirigindo a uma discípula, mas a alguém que conhecia profundamente sua mensagem e sua essência. O tom íntimo desse diálogo, que ocorre no limiar entre a vida e a ressurreição, sugere um nível de compreensão que talvez não fosse acessível aos outros apóstolos.

No Evangelho de Maria, essa intimidade é ainda mais enfatizada. Maria Madalena é retratada como alguém que recebe de Jesus revelações especiais, instruções sobre a natureza da alma e a jornada espiritual. Essa escolha de Jesus, ao confiar a Maria esses ensinamentos mais profundos, nos faz questionar qual era o papel que ele visualizava para ela dentro de sua missão. Havia algo que Maria entendia de forma diferente dos demais? Em suas visões, Maria compartilha com os outros apóstolos aquilo que ela compreendeu a partir de seu mestre, embora muitas vezes encontre resistência. Pedro, por exemplo, demonstra desconfiança quanto à autenticidade do que Maria transmite, talvez refletindo uma dificuldade de aceitar que uma mulher pudesse possuir uma visão tão refinada dos mistérios divinos.

A relação entre os dois, portanto, não é apenas um reflexo de proximidade pessoal, mas de uma compreensão compartilhada dos mistérios do Reino de Deus. Maria Madalena parece ser aquela que vê além da superfície, que compreende a profundidade do que Jesus ensinava e que, por essa razão, era escolhida para receber revelações sobre a alma, o autoconhecimento e a natureza do divino. A visão de Maria, que abraça uma espiritualidade mais introspectiva e direta, parece refletir um entendimento do próprio propósito de Jesus que difere das interpretações mais centradas nas leis e nos rituais.

Além disso, o simbolismo dos atos de Maria também ressalta a proximidade com Jesus. Quando ela unge Jesus com perfume, em uma das cenas mais discutidas dos evangelhos, é possível perceber uma camada de significado que transcende o ato físico. A unção, realizada em um contexto onde essa prática era reservada a reis e profetas, sugere que Maria compreendia a dimensão messiânica de Jesus, reconhecendo-o não apenas como mestre, mas como uma figura cuja missão tinha um significado cósmico. E, ao realizar esse ato, ela se coloca em um lugar de profunda devoção, mas também de reconhecimento espiritual.

Os textos apócrifos e canônicos nos oferecem, assim, vislumbres de uma relação que desafia os limites da história tradicional. Eles nos fazem questionar até que ponto essa intimidade espiritual foi deliberadamente obscurecida pelas interpretações posteriores, que buscavam conformar a figura de Jesus e de seus discípulos a um modelo de liderança mais restrito e hierárquico. Maria Madalena, ao ser retratada como uma confidente de Jesus, como aquela que compreendia o que muitos não conseguiam, representa uma ameaça ao modelo patriarcal que se estabeleceu na Igreja nascente.

As implicações dessa relação para a mensagem de Jesus são profundas. Escolher Maria para testemunhar sua ressurreição, por exemplo, não foi um gesto trivial. Em uma sociedade onde o testemunho de uma mulher não era considerado válido em tribunais, essa escolha subverteu as normas da época, sugerindo uma confiança de Jesus na capacidade de Maria de carregar a mensagem da nova vida. Ele a confiou um anúncio fundamental, um papel de mensageira que foi, mais tarde, traduzido por muitos como a de "apóstola dos apóstolos". Esse título informal, que reconhece sua importância, reflete a centralidade que ela poderia ter tido em uma tradição que não estivesse tão inclinada a rebaixar o papel feminino.

Mas, mais do que um simples mensageiro, Maria Madalena emerge dessa relação como alguém que compreende o significado mais profundo da ressurreição. Para ela, a volta de Jesus à vida não é apenas uma prova de poder divino, mas uma metáfora de transformação espiritual, da possibilidade de renascimento que todos podem experimentar. Essa leitura do evento, vista através dos olhos de Maria, nos leva a entender que sua visão espiritual sobre Jesus era mais ampla e mais conectada à experiência interna de fé do que às demonstrações externas de milagres.

A relação entre Maria e Jesus, portanto, é um ponto de luz que nos ajuda a entender a essência do cristianismo primitivo. Ela nos oferece um vislumbre de um movimento onde a conexão direta com o divino era tão importante quanto os dogmas que surgiriam depois. Em Maria Madalena, vemos uma seguidora que não apenas recebia a palavra de Jesus, mas que a encarnava, a transformava em uma prática de vida e a traduzia em visões que desafiavam as convenções. E, em Jesus, vemos um mestre que, ao escolher Maria como confidente, nos indica que a sabedoria e o entendimento espiritual não conhecem fronteiras de gênero.

Dessa forma, ao explorar a relação de Maria Madalena com Jesus, mergulhamos em uma história de confiança, de revelações e de uma espiritualidade que busca ir além das fronteiras impostas pelo tempo e pela tradição. É uma narrativa que nos lembra que o verdadeiro encontro com o divino se faz na intimidade da alma, e que, às vezes, essa intimidade é mais facilmente reconhecida por aqueles que ousam ver o mundo através dos olhos do amor e da devoção incondicional, como fez Maria Madalena.

No âmago do cristianismo primitivo, onde as primeiras comunidades se formavam em torno da mensagem de Jesus, Maria Madalena despontava como uma figura de liderança que desafiava os limites de sua época. Em um contexto onde a presença das mulheres era geralmente confinada a esferas secundárias, Maria se destacava entre os seguidores de Cristo como alguém cuja voz e compreensão espiritual não podiam ser ignoradas. A questão que ecoa ao longo dos séculos é: como uma mulher que possuía tamanha importância no início do movimento cristão viu sua presença relegada à margem da história oficial da Igreja?

Nos textos apócrifos, especialmente no Evangelho de Maria, sua liderança é clara e inquestionável. Ela não apenas recebe revelações de Jesus, mas assume o papel de guia e conselheira entre os discípulos após a morte de seu mestre. Em um desses momentos, quando os apóstolos se mostram confusos e temerosos quanto ao futuro, é Maria quem se levanta e os encoraja, recordando-lhes as palavras de Jesus e a necessidade de manterem a fé viva. Sua voz traz uma coragem que, naquele instante, parece faltar aos outros, sugerindo que sua liderança era baseada não em uma hierarquia imposta, mas em uma autoridade espiritual reconhecida por aqueles que a ouviam.

Essa postura de liderança, porém, encontrou resistência entre os apóstolos, especialmente Pedro, que questionava a legitimidade de Maria para transmitir ensinamentos que teriam sido confidenciados a ela por Jesus. O conflito entre Maria e Pedro, que aparece de forma recorrente nos textos apócrifos, reflete uma tensão maior, que transcende a questão pessoal e toca nas bases de como a liderança espiritual era compreendida. Pedro, representante da visão mais rígida e institucional, encarnava a dificuldade em aceitar que uma mulher pudesse deter uma posição de destaque no movimento nascente. Sua dúvida expressava uma visão que buscava preservar uma hierarquia masculina, onde os papéis femininos eram limitados.

Essa resistência de Pedro e de outros apóstolos à liderança de Maria Madalena não é apenas um embate de personalidades, mas o reflexo de um processo mais amplo de construção do cristianismo como instituição. O mundo judaico e, posteriormente, a cultura greco-romana em que o cristianismo se expandiu, possuíam tradições fortemente patriarcais, nas quais o papel de liderança feminina era visto com desconfiança. À medida que a Igreja se consolidava, buscando um formato que pudesse ser reconhecido e respeitado por essas culturas, as lideranças femininas começaram a ser progressivamente suprimidas, em nome de uma unidade que priorizava o masculino.

A liderança de Maria, porém, não era baseada em reivindicações de poder ou status, mas em um entendimento mais profundo da mensagem de Jesus. Ela trazia uma perspectiva que destacava o amor e a conexão direta com o divino, um caminho que passava pelo autoconhecimento e pela experiência mística. Essa visão contrastava com a necessidade emergente de formalizar ritos e criar estruturas de autoridade. A comunidade cristã estava em um momento de transição, saindo de uma espiritualidade mais livre e comunitária para uma religião que precisava de uma organização que garantisse sua sobrevivência em um mundo adverso.

No entanto, a exclusão de Maria Madalena da liderança oficial do cristianismo não apaga os sinais de sua importância nos primeiros anos. Documentos históricos e relatos apócrifos revelam que em muitas comunidades, especialmente aquelas de caráter mais místico e gnóstico, sua figura continuou a ser reverenciada como uma líder espiritual. Esses grupos viam em Maria um símbolo de uma espiritualidade que desafiava as convenções e buscava o sagrado no íntimo de cada indivíduo, uma visão que se opunha à centralização do poder espiritual nas mãos de poucos.

A forma como Maria foi tratada pelos textos canônicos e pela tradição posterior nos diz muito sobre a tensão entre a mensagem original de Jesus e a forma como ela foi institucionalizada. Jesus, ao escolher Maria como testemunha da ressurreição, demonstrou que a experiência do sagrado não estava restrita aos critérios humanos de autoridade e poder. Ele reconhecia nela uma capacidade de compreender a essência de seus ensinamentos, uma profundidade que não se deixava limitar pelas expectativas da sociedade. Ao colocá-la como a primeira mensageira da nova vida, Jesus dava a Maria um papel que, em muitos aspectos, redefinia o que significava ser uma líder em seu movimento.

A história de Maria Madalena, então, é a história de uma liderança espiritual que foi subestimada, mas que resiste como um símbolo de um cristianismo mais amplo e inclusivo. Sua presença nos primeiros anos da Igreja nos lembra de um tempo em que a espiritualidade não estava rigidamente separada pelo gênero, onde o divino podia ser percebido tanto nas palavras de um apóstolo quanto nas visões de uma mulher que compreendia o mistério de Jesus. Essa memória, por mais que tenha sido apagada ou distorcida, ainda carrega uma força que continua a inspirar e a desafiar as narrativas dominantes.

Ao longo dos séculos, a liderança de Maria Madalena foi reinterpretada, distorcida e, em muitos momentos, negada. Ela foi reduzida a uma figura de penitência, uma mulher cuja importância espiritual foi diluída em histórias de arrependimento. No entanto, o ressurgimento do interesse por sua figura, especialmente a partir dos textos redescobertos no século XX, revela um desejo de retomar essa liderança perdida, de reconhecer que, antes de ser relegada ao esquecimento, Maria Madalena foi uma voz que ecoava com autoridade entre aqueles que ouviram Jesus.

A luta de Maria para ser ouvida, sua coragem de enfrentar as dúvidas e as desconfianças dos outros discípulos, nos fala de uma resistência que se perpetua. Sua história é a de uma mulher que não aceitou ser silenciada, que acreditava em sua conexão com o divino e que não hesitava em falar sobre isso. E essa luta, ainda que relegada aos bastidores da história oficial, não foi em vão. Ela deixou marcas, inspirações que seriam retomadas séculos depois por aqueles que, como ela, buscavam uma espiritualidade mais autêntica e inclusiva.

Compreender o papel de Maria na liderança do cristianismo primitivo nos ajuda a questionar as estruturas que se formaram depois e a perceber que havia, desde o princípio, a possibilidade de um outro caminho. Aquele em que homens e mulheres poderiam estar lado a lado, não apenas como seguidores, mas como portadores de uma mensagem que transcende as divisões terrenas. Um caminho onde a experiência do divino não era limitada pelas fronteiras da hierarquia, mas podia florescer em cada coração que se abria para a verdade.

Esse legado de Maria Madalena, sua resistência em manter viva a chama de uma espiritualidade mais ampla, ainda ressoa hoje, quando buscamos formas de reconectar o sagrado ao nosso cotidiano. E sua liderança, mesmo que tenha sido obscurecida, permanece como uma lembrança de que o divino não escolhe seus mensageiros pelas convenções humanas, mas pelo coração que está disposto a acolher e a revelar a luz que se esconde por trás das sombras da história.

Capítulo 5
Maria Madalena como a Primeira Feminista

Maria Madalena, uma figura central nas origens do cristianismo, emerge como uma das pioneiras na luta por igualdade e reconhecimento dentro de uma tradição que, ao longo dos séculos, tentou relegá-la à periferia. Mas é nos registros mais antigos, na complexidade de sua presença ao lado de Jesus, que sua história revela uma força que se antecipa aos movimentos pela igualdade de gênero, os quais surgiriam séculos depois. Nesse sentido, Maria Madalena pode ser considerada a primeira feminista, uma mulher que se recusou a ser silenciada e que se colocou como igual em um mundo dominado por vozes masculinas.

Nos relatos evangélicos, Maria Madalena quebra os paradigmas de sua época simplesmente por estar presente em lugares onde mulheres não costumavam estar. Sua proximidade com Jesus não é retratada como algo meramente passivo; ela participa de sua missão, caminha ao lado dos discípulos, apoia com seus recursos e, mais importante, recebe ensinamentos diretamente de seu mestre. Esses elementos sugerem que Jesus reconhecia nela uma interlocutora capaz de compreender e viver a profundidade de sua mensagem, sem as barreiras de gênero que delimitavam os papéis de homens e mulheres na sociedade judaica do século I.

Na Palestina do tempo de Jesus, as mulheres eram frequentemente excluídas dos espaços públicos de discussão religiosa, mantidas nas margens do discurso espiritual que se desenrolava nas sinagogas e nas praças. Os rabinos, em sua maioria, não aceitavam discípulas entre as mulheres, e o próprio testemunho feminino era desconsiderado em julgamentos legais. No entanto, Maria Madalena se destaca por ser uma mulher que foi além dessas limitações, que não apenas seguiu Jesus, mas que se tornou sua porta-voz, especialmente após a ressurreição.

Esse reconhecimento público por parte de Jesus se manifesta de forma marcante no episódio da ressurreição, quando Maria é a primeira a encontrar o Cristo ressuscitado e a receber a missão de anunciar aos outros apóstolos que Ele havia vencido a morte. A escolha de Maria para esse papel crucial não foi um detalhe acidental; ela subverte as normas sociais da época e confere à sua voz uma autoridade que transcende as convenções. Naquele instante, ela não é apenas uma seguidora, mas a mensageira de uma nova era, uma portadora de uma mensagem que transforma a dor da morte em esperança de vida eterna.

Mas a força feminista de Maria Madalena não está apenas em sua presença ao lado de Jesus, mas também na forma como ela enfrentou a resistência dos outros discípulos. No Evangelho de Maria, é evidente que seu papel de liderança gerava desconforto entre os apóstolos, especialmente em Pedro. O apóstolo expressa sua indignação ao pensar que uma mulher pudesse receber revelações que ele, como homem e discípulo de longa data, não havia compreendido. Maria, no entanto, não recua; ela responde com firmeza, defende a legitimidade de suas visões e reafirma que Jesus a escolheu para transmitir aquelas verdades.

Essa atitude de Maria é emblemática, pois reflete a luta de uma mulher que não aceita ser silenciada, que defende o seu lugar no meio de um círculo que pretendia excluí-la do debate espiritual. O desafio que ela representa ao poder estabelecido pelos apóstolos ecoa as tensões que persistiriam ao longo dos séculos, entre a liderança masculina consolidada e as vozes femininas que buscavam espaço para serem ouvidas. Sua figura, de certo modo, prefigura a luta das mulheres pelo direito de falar, de ensinar e de liderar dentro das estruturas religiosas.

Para os primeiros cristãos, e também para os teólogos que viriam depois, a postura de Maria Madalena era uma provocação à ideia de que a liderança espiritual seria um dom exclusivamente masculino. E, à medida que o cristianismo foi se institucionalizando, a memória dessa mulher que falava de igual para igual com os apóstolos foi sendo moldada para se ajustar às novas necessidades de uma Igreja que desejava ordem e hierarquia. Assim, a sua imagem foi sendo distorcida, transformando-a em uma figura de penitência e submissão, uma pecadora arrependida que simbolizava o arrependimento e a redenção, e não a liderança e a sabedoria.

Entretanto, os textos apócrifos e os escritos que permanecem à margem da tradição oficial preservam uma memória diferente. Neles, Maria é reconhecida como uma líder espiritual que compreendia os mistérios do Reino de Deus e que tinha a coragem de desafiar as interpretações limitadas de seus companheiros. Sua ousadia em falar e ensinar revela uma dimensão de sua personalidade que ultrapassa as barreiras do seu tempo, e que nos convida a reimaginar seu papel como uma mulher que, desde os primeiros dias do cristianismo, já lutava por um lugar de igualdade.

Maria Madalena é, então, um símbolo de resistência e de igualdade, uma figura que, ainda que não tenha usado os termos que hoje conhecemos, encarnou a essência do que é ser uma feminista em um mundo que não estava preparado para escutá-la. Sua história nos mostra que a luta pela igualdade de gênero dentro da religião é mais antiga do que muitas vezes supomos, e que ela começa no coração de uma mulher que, ao ser escolhida por Jesus, viu-se diante de uma missão que transcendia seu próprio tempo.

A relação entre Maria e os apóstolos, marcada por conflitos e por momentos de solidariedade, é um reflexo dessa tensão entre um mundo antigo e uma nova visão que começava a surgir. Maria, com sua voz firme e seu conhecimento espiritual, representa a possibilidade de um cristianismo em que homens e mulheres poderiam estar lado a lado, não apenas como seguidores, mas como líderes e intérpretes da mensagem divina. Sua história nos desafia a pensar em como seria o mundo se essa visão tivesse prevalecido, se a igualdade que ela encarnava tivesse sido aceita e celebrada desde o início.

Ao refletir sobre Maria Madalena como a primeira feminista, nos conectamos a uma corrente de resistência que atravessa os séculos. Ela nos inspira a imaginar um cristianismo onde o poder não é imposto de cima para baixo, mas compartilhado em um espírito de comunhão e reconhecimento mútuo. Um cristianismo em que a voz das mulheres, como a de Maria, é não apenas ouvida, mas respeitada por sua sabedoria e por sua coragem de desafiar os limites que o mundo coloca.

Seu exemplo é um chamado para todos os que, ainda hoje, buscam um espaço de expressão dentro das estruturas de fé. Maria Madalena, em sua luta para ser reconhecida entre os apóstolos, nos ensina que o caminho da espiritualidade não é feito de concessões fáceis, mas de enfrentamentos e de uma persistente busca por justiça. E essa busca continua, tanto nos espaços religiosos quanto na vida cotidiana, onde as vozes das mulheres ainda clamam por igualdade, por reconhecimento e por um lugar onde possam ser vistas e ouvidas como verdadeiras mensageiras do sagrado.

A questão do gênero sempre esteve no cerne das interpretações da figura de Maria Madalena e de outras mulheres que acompanharam Jesus. No processo de institucionalização do cristianismo, a imagem de Maria e sua contribuição para a comunidade primitiva foram moldadas por uma série de preconceitos e tensões culturais que influenciaram profundamente a maneira como seu papel foi compreendido. À medida que a Igreja buscava estabelecer sua identidade e fortalecer sua autoridade, a presença das mulheres nas histórias dos evangelhos e nos relatos apócrifos foi sendo reinterpretada, muitas vezes para reforçar uma estrutura que mantivesse as mulheres em posições subalternas.

Nas culturas judaica e greco-romana, onde o cristianismo se enraizou, a mulher era frequentemente vista como emocionalmente instável e espiritualmente inferior. Essa visão influenciou fortemente a construção de um cristianismo em que a figura de Maria Madalena, inicialmente reconhecida como uma líder entre os apóstolos, foi gradualmente sendo associada ao estereótipo da pecadora arrependida. A transformação de sua imagem, de uma discípula próxima e confidente de Jesus para uma mulher marcada pelo pecado, reflete o impacto das questões de gênero na formulação das narrativas cristãs.

Essa construção foi amplamente promovida pelos líderes da Igreja a partir dos primeiros séculos. Homens como Tertuliano e Orígenes, que ajudaram a moldar a teologia cristã, eram profundamente influenciados pela visão de mundo patriarcal de sua época. Eles viam nas mulheres uma ameaça à pureza e à ordem espiritual, frequentemente associando-as a perigos para a integridade dos homens santos. Foi nesse ambiente que o mito de Maria Madalena como prostituta arrependida começou a tomar forma, culminando na oficialização dessa imagem por Gregório Magno, no século VI, em um sermão que unificou diversas mulheres dos evangelhos em uma única figura de arrependimento.

Essa construção de Maria Madalena como pecadora funcionou como um meio de reafirmar o papel submisso da mulher dentro da tradição cristã. A narrativa de uma mulher que alcança a redenção apenas ao reconhecer seus erros e aceitar sua posição inferior servia como um modelo a ser seguido pelas demais. Ao destacar Maria como um exemplo de penitência e submissão, a Igreja não apenas redefinia seu papel histórico, mas também reforçava a ideia de que o acesso ao divino e à liderança espiritual deveria ser mediado por uma estrutura masculina. Assim, as mulheres poderiam ser aceitas na comunidade cristã, mas desde que estivessem em um lugar que não ameaçasse a autoridade dos apóstolos homens.

Contudo, essa visão não era unânime nem irreversível. Nos textos apócrifos e em comunidades mais ligadas ao gnosticismo, o papel de Maria Madalena como líder e portadora de uma sabedoria espiritual era reconhecido e valorizado. Esses grupos ofereciam uma visão alternativa, onde o feminino era associado à sabedoria divina, e onde Maria Madalena era vista como uma figura de conexão entre o mundo espiritual e o mundo material. Para esses cristãos, a liderança de Maria não era um desvio, mas parte do plano de Jesus, que desejava ensinar uma mensagem inclusiva e que transcendia as convenções sociais de seu tempo.

O Evangelho de Maria e outros textos gnósticos são testemunhos dessa tradição esquecida. Neles, a voz de Maria ressoa com autoridade, questionando as limitações impostas por seus companheiros apóstolos e apresentando uma visão do cristianismo que valoriza o autoconhecimento e a experiência direta do divino. A resistência de Pedro à autoridade de Maria, descrita nesses textos, é reveladora de um conflito entre uma visão institucionalizada da fé, que se ancorava em hierarquias, e uma espiritualidade que buscava liberdade para explorar as profundezas da alma humana, sem distinções rígidas de gênero.

Esses textos também nos mostram que havia um interesse em preservar um equilíbrio entre o masculino e o feminino no entendimento do sagrado. Maria Madalena, ao lado de Jesus, representa uma possibilidade de complementaridade, onde o feminino não é submisso, mas parceiro no caminho espiritual. Em algumas interpretações, sua figura aparece quase como um reflexo da Sabedoria divina, ou Sophia, que é uma presença recorrente nas tradições gnósticas, simbolizando a união dos princípios masculino e feminino no processo de criação e salvação.

Entretanto, à medida que o cristianismo evoluiu e se adaptou às exigências de um império em busca de estabilidade e controle, essas visões alternativas foram silenciadas. O Concílio de Niceia, em 325 d.C., marcou um ponto de virada, quando a Igreja passou a definir mais rigidamente os limites do que seria considerado ortodoxo. A partir desse momento, as vozes que representavam uma leitura mais mística e igualitária da mensagem de Jesus foram suprimidas, e Maria Madalena, que havia sido uma dessas vozes, foi reduzida ao silêncio das penitentes.

Esse processo de marginalização da figura de Maria Madalena é um reflexo de como a questão do gênero influenciou a formação das doutrinas cristãs. Em um mundo onde as mulheres eram vistas como um perigo potencial à ordem espiritual, a narrativa precisava ser ajustada para que a autoridade masculina permanecesse inquestionável. Ao transformar Maria em uma figura de redenção e não de liderança, a Igreja também estava moldando a percepção de todas as outras mulheres dentro de seu domínio, delimitando o espaço que elas poderiam ocupar.

Nos dias de hoje, ao revisitar essa história, vemos como a luta de Maria Madalena para ser reconhecida em sua essência continua relevante. A sua história serve como um lembrete de que as narrativas dominantes nem sempre são as únicas ou as mais verdadeiras, e que há uma riqueza de significados que se esconde nas vozes que foram deixadas de lado. As questões de gênero que influenciaram a percepção de Maria ainda ecoam nas discussões sobre o papel das mulheres nas igrejas e nos movimentos espirituais contemporâneos.

A redescoberta de Maria Madalena em tempos recentes, como uma figura que questiona e que inspira, também é parte de um movimento mais amplo de reavaliação do papel das mulheres na história do cristianismo. É um esforço para resgatar uma imagem mais autêntica, que reconheça a profundidade de sua compreensão espiritual e sua coragem de liderar em uma época em que isso era visto como um desafio à ordem estabelecida.

A história de Maria Madalena nos faz olhar para o passado com novos olhos e questionar as tradições que nos foram transmitidas. Ela nos convida a imaginar um cristianismo que poderia ter sido diferente, onde o papel do feminino não fosse um objeto de medo e subordinação, mas uma força de equilíbrio e sabedoria. Em sua resistência e em seu desejo de ser ouvida, Maria permanece como um símbolo de uma espiritualidade que ainda busca um espaço de igualdade, onde todos possam encontrar sua voz no caminho para o divino.

Ao refletir sobre as questões de gênero na tradição cristã, redescobrimos não apenas Maria, mas também a possibilidade de um futuro onde as diferenças possam ser celebradas e onde a liderança espiritual não seja determinada pelo gênero, mas pela profundidade de um coração que busca a verdade. Através de Maria Madalena, a história nos lembra que, mesmo em tempos de silenciamento, sempre há aqueles que ousam falar, que carregam em si a esperança de um mundo onde a fé e a igualdade caminham lado a lado.

Capítulo 6
O Testemunho de Maria após a Ressurreição

Quando a escuridão da madrugada se dissolvia na primeira luz, foi Maria Madalena quem chegou ao túmulo de Jesus, enfrentando o silêncio que envolvia o jardim. A narrativa da ressurreição, um dos pilares da fé cristã, coloca Maria Madalena como a primeira testemunha desse momento extraordinário. Essa escolha, intencional e carregada de significados, não foi apenas um ato de revelação divina, mas um gesto que desafiava as convenções sociais e espirituais de sua época.

Nos evangelhos canônicos, essa cena surge como um ponto de virada. Maria, ao encontrar o túmulo vazio, se depara com um mistério que desafiava toda a lógica. Em sua angústia e desespero por não encontrar o corpo de Jesus, ela chora, até que uma voz a chama pelo nome: "Maria". Esse simples chamado, descrito no Evangelho de João, carrega uma profundidade que transcende o diálogo. Naquele instante, Maria Madalena reconhece a presença de Jesus ressuscitado, e sua resposta – "Rabboni", que significa mestre – revela a profunda conexão que ainda existia entre eles, mesmo diante da transcendência da morte.

Essa cena carrega uma carga simbólica poderosa. Em um mundo onde a palavra de uma mulher não tinha valor diante da lei e da tradição, Jesus escolhe revelar sua ressurreição primeiro a Maria, concedendo-lhe o papel de anunciar a nova realidade que se desdobrava. O encontro no jardim se torna um novo Gênesis, onde Maria Madalena se torna a mensageira de uma nova criação, aquela que testemunha a vitória sobre a morte e o início de um novo caminho espiritual.

Mas esse papel de Maria Madalena como primeira testemunha não se limita a um mero encontro. Ele traz consigo um significado teológico profundo, que ressoa através dos séculos. Na tradição cristã, a ressurreição de Jesus é a promessa de vida eterna, a prova de que o amor de Deus transcende o sofrimento e a finitude. Ao confiar essa revelação a Maria, Jesus rompe com as convenções sociais, indicando que o acesso ao divino não está restrito pelas barreiras humanas de gênero ou posição social. Ele eleva Maria a um papel que, em muitos aspectos, supera o dos apóstolos homens, colocando sobre seus ombros a responsabilidade de ser a primeira a anunciar o triunfo da vida sobre a morte.

Após reconhecer Jesus, Maria Madalena é encarregada de levar a notícia aos discípulos, que se escondiam por medo das represálias. Ela, que havia permanecido fiel até o último instante ao pé da cruz, agora é convocada a ser a portadora da mensagem mais importante do cristianismo nascente. Nos evangelhos, esse momento é descrito com simplicidade, mas suas implicações são vastas. A partir do encontro com o Cristo ressuscitado, Maria se torna a "apóstola dos apóstolos", a primeira a proclamar que a morte não teve a última palavra, que o mestre vivia.

Porém, o impacto dessa missão encontra resistência. Quando Maria leva sua mensagem aos apóstolos, o ceticismo e a desconfiança surgem imediatamente. O Evangelho de Marcos sugere que os discípulos, ao ouvir seu relato, não acreditam em suas palavras. Outros textos, como o Evangelho de Maria, revelam um conflito mais direto, em que os apóstolos questionam a legitimidade de sua experiência, como se a proximidade de Maria com o Cristo ressuscitado fosse algo difícil de aceitar. Esses relatos mostram como a palavra de uma mulher, mesmo diante de uma revelação tão grandiosa, era vista com desconfiança em um contexto dominado por homens.

Essa reação dos discípulos não era apenas uma questão de incredulidade, mas também um reflexo das tensões mais amplas sobre quem detinha a autoridade espiritual dentro da nova comunidade. O fato de Maria ser escolhida para testemunhar e anunciar a ressurreição desafiava a visão dos apóstolos sobre seu próprio papel e sobre como o cristianismo deveria ser conduzido. Pedro, em particular, parece ter sido um dos que mais questionaram essa posição de Maria, vendo nela uma ameaça ao modelo de liderança que começava a se consolidar.

O papel de Maria Madalena como a primeira a testemunhar a ressurreição é um lembrete de um cristianismo primitivo em que o divino se manifestava através de caminhos inesperados, onde as convenções sociais podiam ser subvertidas pelo toque do sagrado. Em Maria, a primeira mensageira, vemos uma expressão da vontade de Jesus de que a transformação espiritual não estivesse limitada pelas expectativas humanas. Ele não escolhe os poderosos nem os mais influentes, mas uma mulher que conhecia a profundidade do seu amor e a dor de sua ausência.

Além disso, ao assumir o papel de primeira testemunha, Maria Madalena se torna uma figura que conecta o mistério da morte e da vida de uma forma única. Em suas lágrimas diante do túmulo vazio e em sua alegria ao reconhecer o mestre ressuscitado, há uma síntese do caminho espiritual que todos os cristãos são chamados a trilhar: o movimento do luto à esperança, do sofrimento à redenção. Maria, com seu testemunho, é um símbolo da jornada da humanidade, que passa pela sombra da perda para encontrar a luz da promessa divina.

Nos séculos que se seguiram, o impacto desse momento inicial foi sendo diluído pela narrativa que a relegou ao papel de penitente, ofuscando sua importância como testemunha e mensageira. Mas a essência desse encontro no jardim, onde o Cristo ressuscitado se revela a uma mulher solitária e aflita, nunca deixou de inspirar aqueles que buscavam compreender a dimensão mais profunda da mensagem de Jesus. Maria Madalena, ao ser a primeira a ver a ressurreição, revela que a presença de Deus não se restringe às grandes assembleias e aos concílios, mas se manifesta nas margens, nos corações que se abrem ao mistério.

Sua missão de anunciar aos apóstolos a ressurreição de Jesus também nos recorda que a fé cristã se fundamenta na coragem de falar a verdade, mesmo diante da dúvida e da rejeição. Maria não hesitou em levar sua mensagem, mesmo sabendo que seria difícil ser ouvida, e essa coragem é parte de seu legado. Ela nos ensina que, em tempos de incerteza e desconfiança, a verdadeira fé é aquela que se mantém firme, que insiste em proclamar a esperança mesmo quando as vozes ao redor insistem em silenciá-la.

Assim, o testemunho de Maria Madalena após a ressurreição é muito mais do que um episódio histórico. É uma afirmação de que o divino pode escolher os meios mais inesperados para se revelar, e de que aqueles que são chamados para anunciar essa verdade não devem recuar diante dos desafios. A mensagem que Maria trouxe aos apóstolos ecoa ainda hoje, como um convite a todos que se sentem marginalizados ou desvalorizados a encontrar no Cristo ressuscitado uma força que os chama pelo nome e os convida a anunciar a nova vida que renasce de cada perda.

No silêncio do jardim, Maria Madalena ouviu seu nome ser chamado, e sua vida foi transformada para sempre. E, ao aceitar sua missão, ela também transformou a história do cristianismo, lembrando-nos de que as vozes que carregam a verdade nunca são completamente silenciadas, mesmo quando as forças da tradição tentam apagá-las. A partir de seu testemunho, o caminho da fé se abriu para todos aqueles que, como ela, são chamados a ver além da escuridão do túmulo e a reconhecer a luz que brilha na nova manhã.

A partir do testemunho de Maria Madalena sobre a ressurreição de Jesus, um dos conflitos mais marcantes dos primeiros anos do cristianismo começa a emergir: o confronto entre Maria e Pedro. Este conflito, narrado nos textos apócrifos e sugerido em alguns evangelhos, não é apenas uma divergência entre discípulos, mas um embate profundo sobre a liderança espiritual e o entendimento da mensagem de Jesus. A figura de Maria, que ressurge como uma portadora de revelações, desafia a visão hierárquica que Pedro e outros apóstolos procuravam estabelecer na nova comunidade.

    O Evangelho de Maria, em particular, destaca esse embate de maneira clara. Após a morte e ressurreição de Jesus, os apóstolos se encontram em um estado de desorientação e medo. É Maria quem, nesse momento de incerteza, se levanta para transmitir as palavras de conforto e sabedoria que havia recebido diretamente de Jesus. Ela narra uma visão que lhe foi dada, onde fala da ascensão da alma e dos obstáculos que precisam ser superados para alcançar o Reino de Deus. No entanto, a reação de Pedro e de outros discípulos é de ceticismo. Pedro questiona abertamente: "Como poderia o Mestre ter falado em segredo com uma mulher e não abertamente conosco?"

    Esse questionamento de Pedro não é apenas uma dúvida sobre a veracidade das palavras de Maria, mas uma expressão de sua dificuldade em aceitar que uma mulher pudesse deter uma compreensão mais profunda dos ensinamentos de Jesus. A desconfiança de Pedro reflete uma visão de mundo em que a liderança espiritual era associada exclusivamente aos homens, especialmente dentro da tradição judaica, onde os rabinos e mestres religiosos eram figuras masculinas. Ao reivindicar um papel de liderança com base nas revelações que recebeu, Maria coloca em xeque essa concepção e propõe uma alternativa, onde a autoridade espiritual é determinada pela profundidade da experiência com o divino, e não pelo gênero.

    Esse conflito, que reverbera no Evangelho de Maria e em outros textos apócrifos, simboliza a disputa entre duas visões do cristianismo nascente. Pedro, que viria a ser considerado um dos pilares da Igreja e cuja tradição fundamentou a figura papal, representa a necessidade de uma estrutura organizada e hierárquica, onde a autoridade é formalizada e centralizada. Maria Madalena, por outro lado, encarna uma perspectiva mais mística e inclusiva, onde a liderança espiritual surge da experiência direta com o Cristo ressuscitado e da capacidade de transmitir essa experiência de maneira transformadora.

O que está em jogo nesse embate vai além da aceitação ou rejeição das visões de Maria. Ele é, em essência, uma luta pelo reconhecimento do lugar das mulheres dentro da nova fé. O cristianismo primitivo, ainda em formação, era um movimento marcado pela diversidade de interpretações e práticas, onde a mensagem de Jesus era vivida de formas distintas em cada comunidade. A presença de Maria Madalena como uma figura de liderança sugeria que o cristianismo poderia ter seguido um caminho diferente, onde a experiência espiritual não estivesse condicionada por critérios de gênero e onde a voz das mulheres fosse acolhida como legítima.

No entanto, a resistência de Pedro e de outros apóstolos revela um movimento de fechamento, uma tentativa de definir mais rigidamente quem tinha o direito de falar em nome de Jesus. Ao questionar a autoridade de Maria, Pedro tenta reafirmar uma hierarquia que colocaria os apóstolos homens como os únicos intérpretes autorizados dos ensinamentos de Cristo. E essa resistência, que ecoa nas páginas dos evangelhos e dos apócrifos, reflete o processo histórico que culminaria na exclusão das mulheres das posições de liderança dentro da Igreja nascente.

Essa rejeição não apagou a influência de Maria Madalena entre aqueles que reconheciam sua profundidade espiritual, mas contribuiu para a marginalização de suas contribuições na tradição oficial. Na medida em que o cristianismo se institucionalizava e se aproximava do poder romano, era cada vez mais necessário criar uma identidade que fosse respeitada e que se alinhasse com os valores da sociedade em que se inseria. E esses valores não viam com bons olhos a liderança feminina.

Os textos gnósticos, como o Evangelho de Tomé e o próprio Evangelho de Maria, preservam fragmentos dessa disputa e nos oferecem uma visão de um cristianismo alternativo, onde as vozes femininas tinham um papel mais ativo na interpretação dos mistérios da fé. Essas comunidades valorizavam uma busca interior pelo conhecimento do divino, e Maria Madalena, com suas visões e ensinamentos, era vista como uma guia nesse caminho de autoconhecimento. Para esses cristãos, sua liderança não era um desvio, mas uma continuação natural da mensagem de Jesus, que se mostrava aberta a todos aqueles que buscavam a verdade, independentemente de sua posição social ou gênero.

A rejeição de Pedro, portanto, não é apenas um episódio isolado, mas um marco de uma mudança que definiria o futuro da Igreja. Ele simboliza a transição de um movimento plural e dinâmico para uma instituição que buscava controlar a narrativa e centralizar o poder. A tensão entre a visão de Maria e a de Pedro nos convida a refletir sobre o que foi perdido nesse processo, sobre as possibilidades de uma espiritualidade mais igualitária que foram deixadas de lado em nome da estabilidade e da ordem.

Contudo, a voz de Maria Madalena, mesmo rejeitada, continuou a ecoar nas margens da tradição oficial. Sua resistência em ser silenciada e sua coragem de se colocar como intérprete dos mistérios de Cristo a transformaram em um símbolo de resistência para aqueles que, ao longo dos séculos, buscariam resgatar uma visão mais inclusiva da fé. A figura de Maria, rejeitada mas não esquecida, nos lembra de que a busca pelo divino não pode ser contida por fronteiras humanas, e que a verdade espiritual pode florescer mesmo em meio à desconfiança e à exclusão.

A luta de Maria Madalena para ser reconhecida como uma líder espiritual entre os apóstolos nos ensina sobre a importância de manter viva a diversidade de vozes dentro de qualquer tradição espiritual. Ao revisitar seu confronto com Pedro, redescobrimos que a força da mensagem de Jesus está justamente em sua capacidade de acolher aqueles que o mundo não está pronto para ouvir. E, ao reconhecermos a profundidade do conflito entre Maria e Pedro, percebemos que o caminho para a verdade não é feito apenas de consenso, mas também de tensões e de vozes que se recusam a desaparecer.

É na coragem de Maria Madalena de falar, mesmo quando sua voz era rejeitada, que encontramos um exemplo de como a espiritualidade pode transcender as estruturas impostas pelo tempo. E é nessa coragem que também reside a força de sua mensagem para o mundo contemporâneo, onde as questões de gênero e de igualdade continuam a desafiar as instituições que buscam preservar o poder sobre a mensagem divina. Maria Madalena, com sua persistência em ser ouvida, nos ensina que o verdadeiro caminho para o divino exige uma abertura para o novo, uma disposição para ouvir e acolher aqueles que são chamados a ver além das sombras do que é conhecido.

Capítulo 7
O Ritual da Purificação

No momento em que o corpo de Jesus é retirado da cruz, envolto em sofrimento e silêncio, um rito antigo se desenrola, um ato de profundo simbolismo e devoção. Maria Madalena, ao lado de outras mulheres, participa de uma cena de delicadeza e luto: a purificação do corpo de Cristo. A prática de lavar os corpos dos mortos era um ato tradicionalmente reservado às esposas, mães e irmãs, uma última demonstração de cuidado e respeito para com os que partiram. Contudo, ao ser Maria Madalena quem assume esse papel, abre-se uma janela para um significado mais profundo que transcende as convenções culturais da época e toca nas dimensões simbólicas do cristianismo nascente.

O evangelho de João, em seu relato sobre a crucificação, sugere a presença de Maria Madalena ao pé da cruz, acompanhando cada momento da agonia de Jesus até o fim. Embora os evangelhos canônicos não descrevam em detalhes o rito de purificação, algumas tradições apócrifas e lendas medievais preservaram a imagem de Maria Madalena lavando o corpo de Jesus. Esse gesto é muito mais do que uma simples prática funerária; ele é carregado de um simbolismo que expressa a profundidade da ligação entre Maria e Jesus e a reverência que ela tinha por seu mestre, mesmo diante da morte.

Lavar o corpo de Cristo é um ato que carrega em si um mistério profundo, um gesto que reflete uma devoção que transcende o entendimento comum. Na cultura judaica da época, o ato de lavar e ungir o corpo de um falecido era visto como um dever sagrado, uma forma de preparar a alma para seu descanso e passagem para o além. Ao assumir essa tarefa, Maria Madalena se torna uma guardiã do corpo de Jesus, cuidando dele em um momento de extrema vulnerabilidade, quando a esperança parecia ter sido esmagada pelo peso da cruz.

Esse ato de purificação realizado por Maria Madalena também revela um aspecto profundamente simbólico do papel que ela desempenhava ao lado de Jesus. Ela não apenas acompanhou sua vida pública, mas também esteve presente em seu momento de maior fragilidade e derrota. Ao lavar seu corpo, Maria reconhece a humanidade de Jesus, sua condição de ser mortal, mas também antecipa a promessa de sua ressurreição, o retorno ao sagrado que ela testemunharia. É como se, naquele instante, Maria fosse ao mesmo tempo uma discípula e uma sacerdotisa, realizando um rito que une o terreno e o divino.

O ato de purificação do corpo de Cristo também sugere um vínculo especial, uma intimidade que ultrapassa as palavras e os gestos cotidianos. Maria não realiza o rito de purificação apenas por dever ou tradição, mas como um último gesto de amor e respeito. Nesse momento, sua devoção se revela em toda a sua profundidade, uma entrega que ecoa as palavras de Jesus sobre o amor maior, aquele que se dispõe a dar a vida pelo outro. Maria, ao lavar as marcas da crucificação, parece buscar restaurar a dignidade de um corpo que fora violentado, como se quisesse preservar a memória de seu mestre, mesmo em meio ao silêncio da morte.

Este episódio, ainda que raramente mencionado nos relatos canônicos, é uma representação poderosa da posição de Maria Madalena na narrativa cristã. Através de seu gesto de lavar o corpo de Jesus, ela se coloca em uma posição de proximidade não apenas física, mas espiritual, sendo a última a tocar o mestre antes de sua passagem para o mistério da ressurreição. Esse momento cria uma conexão profunda entre o amor humano e o mistério divino, entre a dor da perda e a esperança de um novo começo.

Os detalhes desse ritual, amplamente narrados em algumas tradições apócrifas, também ressoam com o papel simbólico de

Maria Madalena como uma figura de transição entre o antigo e o novo. Enquanto ela lava as feridas de Jesus, ela parece estar também preparando o caminho para uma nova compreensão do sagrado, onde o divino se manifesta de maneira íntima e vulnerável. Nesse sentido, Maria Madalena realiza um papel sacerdotal que desafia a exclusão das mulheres dos ritos e dos espaços sagrados, mostrando que a verdadeira conexão com o divino está nas ações de cuidado e compaixão.

Ao longo dos séculos, essa imagem de Maria Madalena cuidando do corpo de Jesus influenciou muitas representações artísticas e literárias, que buscavam expressar a conexão entre o sofrimento e a redenção. O ato de lavar o corpo do mestre, envolto em perfumes e lágrimas, torna-se um símbolo de um amor que não se desfaz diante da dor, mas que a atravessa e a transforma. Maria, nesse momento, não é apenas uma seguidora, mas uma testemunha silenciosa de uma transição cósmica, de uma passagem do mundo da morte para a promessa de vida.

O ato de Maria Madalena ao lavar o corpo de Jesus é, assim, um eco dos antigos ritos de purificação, mas com uma ressonância própria, que atravessa os séculos como uma mensagem de cuidado e dedicação. Ela nos lembra de que o caminho da espiritualidade não é feito apenas de grandes discursos e revelações, mas também de gestos simples que carregam em si o peso do amor. É nesse cuidado com o corpo do Cristo morto que Maria revela a profundidade de sua fé, uma fé que se mantém firme mesmo quando a luz parece ter se apagado.

Esse momento nos convida a refletir sobre o papel de Maria Madalena não apenas como uma figura histórica, mas como um arquétipo de uma devoção que não se resigna à morte. Ela representa a capacidade humana de cuidar do que é sagrado, de honrar a presença divina mesmo nos momentos de maior escuridão. E ao realizar esse rito, Maria Madalena nos oferece uma imagem de uma fé que não se distancia do sofrimento, mas que o acolhe e o transforma em um caminho de esperança.

O ritual da purificação realizado por Maria é uma lembrança de que o verdadeiro encontro com o divino muitas vezes ocorre nos momentos de silêncio e de cuidado, quando as palavras cedem lugar aos gestos e à entrega. Maria, com suas mãos tocando o corpo de Jesus pela última vez, nos mostra que a espiritualidade é também uma prática de amor, um chamado para reconhecer a sacralidade do que é humano e para encontrar, na fragilidade do corpo, os sinais de uma eternidade que se anuncia.

    O ritual de purificação realizado por Maria Madalena ao lavar o corpo de Jesus após sua crucificação é um ato que vai muito além de um gesto de cuidado ou de uma tradição funerária. Ele carrega consigo um simbolismo profundo, que reverbera através dos séculos e nos convida a refletir sobre a natureza do sagrado, da morte e da própria transformação espiritual. Na tradição cristã e em outras culturas antigas, o ato de lavar o corpo dos mortos sempre esteve envolto em rituais de passagem, onde a morte não era vista como um fim definitivo, mas como uma transição para um novo estado de existência.

    Maria Madalena, ao realizar esse gesto, participa de um ato que carrega ecos de antigas tradições místicas, em que o corpo e o espírito são preparados para uma jornada que vai além do visível. O ato de lavar o corpo de Jesus pode ser entendido como uma forma de purificação não apenas física, mas também espiritual, um rito que une a experiência terrena e a dimensão divina de Cristo. A água, utilizada para lavar as marcas da crucificação, é um símbolo universal de purificação, de renovação e de passagem. Naquela água, as marcas da violência e do sofrimento se dissolvem, e surge uma nova promessa de esperança.

    Para Maria, que realizou esse ritual, o ato de lavar o corpo de Jesus também era um último ato de devoção, um reconhecimento do valor sagrado de cada parte daquele corpo que, para ela, representava o mistério encarnado do divino. Na cultura judaica, da qual Maria fazia parte, os rituais de purificação sempre foram essenciais para preparar o corpo para o descanso. Mas, no contexto do cristianismo nascente, esse ritual ganha uma nova dimensão: ele se torna um símbolo da preparação para a ressurreição, do caminho que o espírito precisa trilhar para alcançar a luz.

Essa ideia de purificação está presente em diversas tradições ao longo da história. Na Grécia antiga, por exemplo, os ritos fúnebres envolviam a lavagem do corpo para garantir que o espírito pudesse atravessar os rios que separavam o mundo dos vivos e o dos mortos. Em muitas culturas, a água simboliza essa passagem entre diferentes planos de existência, e o ato de lavar o corpo era visto como uma forma de libertar a alma das impurezas que poderiam prendê-la ao mundo terreno. No caso de Jesus, porém, o ato de Maria vai além dessa tradição: ela não apenas prepara o corpo para o descanso, mas para a promessa de uma nova vida que viria a se revelar três dias depois.

O Evangelho de Maria e outros textos apócrifos que mencionam essa prática nos oferecem um vislumbre da profundidade desse gesto. Para os primeiros cristãos, o rito de lavar o corpo de Jesus era também um reflexo da própria transformação que a ressurreição traria, um momento em que a morte se transformaria em um sinal de vitória sobre as forças que oprimem o espírito. Através de suas mãos, Maria Madalena participava de um ritual que, em última análise, representava a preparação para a nova vida que se anunciava. Esse rito nos fala da importância de cuidar do corpo, mesmo diante da perda, como uma forma de afirmar que a dignidade do ser não se perde, nem mesmo na morte.

Além disso, esse momento tem implicações que dialogam com o simbolismo da figura feminina nos rituais sagrados. Nas culturas antigas, a mulher era frequentemente associada aos ritos de passagem, ao cuidado com os ciclos da vida e da morte. Maria Madalena, ao lavar o corpo de Jesus, se coloca como uma espécie de mediadora entre esses mundos, realizando um papel que une a devoção pessoal e uma função quase sacerdotal, preparando o corpo do mestre para a transição que ele estava prestes a realizar. Esse papel de mediadora é algo que a conecta a antigas tradições de deusas e sacerdotisas que cuidavam dos ritos de fertilidade e de renovação, sugerindo que a sua presença junto a Jesus não era apenas como discípula, mas também como alguém que compreendia os mistérios da vida e da morte.

O simbolismo do ritual realizado por Maria Madalena também se expande para a compreensão do sofrimento e da compaixão. Ao lavar o corpo de Jesus, marcado pela dor e pela violência da crucificação, Maria nos convida a olhar para o sofrimento não como um fim, mas como um caminho que pode ser transformado através do cuidado e da atenção. O ato de lavar as feridas de Jesus é também uma forma de reconhecimento da dor humana, uma afirmação de que cada marca no corpo tem um significado e que o amor se revela nos momentos de maior vulnerabilidade. Maria, ao realizar esse gesto, nos ensina que a compaixão é um caminho para a redenção, uma prática que prepara o terreno para a ressurreição.

Em muitas representações artísticas e literárias ao longo dos séculos, esse momento de Maria lavando o corpo de Jesus é retratado como um ícone de devoção silenciosa, mas também de força e coragem. Sua imagem junto ao corpo do Cristo morto ressoa com a figura de uma mulher que não se deixa vencer pela desesperança, que continua a acreditar na sacralidade do amor mesmo diante da brutalidade do mundo. E essa imagem nos fala de uma espiritualidade que é, antes de tudo, uma prática de cuidado, uma forma de honrar a presença do sagrado no que é humano e frágil.

A tradição do ritual de purificação de Maria Madalena nos lembra que a fé cristã não se constrói apenas nos atos grandiosos e nas revelações místicas, mas também nos gestos simples que carregam em si uma profundidade infinita. O ato de lavar o corpo de Jesus se torna, assim, um símbolo de que a vida e a morte estão entrelaçadas, e de que cada um de nós é chamado a cuidar do que é sagrado, mesmo quando a esperança parece ter sido destruída. Maria, nesse momento, nos convida a ver o divino no ato de lavar, no gesto de limpar as feridas, como quem prepara o terreno para a renovação que está por vir.

E é nesse gesto que encontramos uma das maiores lições da espiritualidade de Maria Madalena: a ideia de que o amor verdadeiro não recua diante da morte, mas a enfrenta de frente, com mãos que limpam e purificam, como se estivessem esperando a chegada de uma nova aurora. O ritual de purificação é, em última análise, uma metáfora para a própria jornada espiritual de Maria, que passa pelo luto, pela dor e pela escuridão do túmulo, mas que acredita que a última palavra não pertence à morte. Ela nos mostra que, mesmo quando tudo parece perdido, há um ato de cuidado que pode transformar o que é perecível em uma promessa de eternidade.

Essa tradição do rito de lavar o corpo, visto sob a ótica de Maria Madalena, nos faz pensar em como o sagrado se revela nos gestos de cuidado e de ternura, nos momentos em que a vulnerabilidade se torna uma ponte para a transcendência. Maria Madalena, em seu ato de purificação, nos convida a ver a espiritualidade não apenas como uma busca por verdades invisíveis, mas como uma prática que se manifesta no toque, na água que lava, e na preparação do que está por vir. É nesse espaço de transição, onde o corpo e o espírito se encontram, que a promessa da ressurreição começa a tomar forma, e onde Maria Madalena, em seu silêncio e em sua devoção, se torna um canal da esperança que renasce da escuridão.

Capítulo 8
O Rebaixamento de Maria pela Igreja

À medida que o cristianismo se expandia e se tornava uma força cultural e religiosa no Império Romano, a figura de Maria Madalena, outrora central na narrativa da vida e morte de Jesus, começou a ser transformada. As primeiras décadas do cristianismo eram marcadas pela diversidade de interpretações sobre os ensinamentos de Jesus, mas, com o passar do tempo, as lideranças da Igreja buscaram consolidar uma única visão doutrinária. E, nesse processo de institucionalização, Maria Madalena foi rebaixada de sua posição de liderança espiritual para a de uma figura marginal, identificada principalmente com a imagem de uma pecadora arrependida.

Esse rebaixamento, contudo, não ocorreu de maneira abrupta, mas foi um processo gradual, alimentado por mudanças teológicas e sociais que transformaram a forma como a Igreja lidava com as figuras femininas. Nos evangelhos canônicos, ainda encontramos vestígios de sua importância: ela é citada como a primeira testemunha da ressurreição e como uma das seguidoras mais próximas de Jesus. No entanto, à medida que os séculos avançavam, o foco da Igreja se deslocava para reforçar uma estrutura hierárquica masculina, onde as vozes das mulheres, especialmente aquelas que haviam desempenhado papéis de liderança nas primeiras comunidades cristãs, foram cada vez mais silenciadas.

Um dos marcos desse processo foi a pregação do Papa Gregório Magno, no final do século VI, que consolidou a imagem de Maria Madalena como uma mulher que, antes de encontrar

Jesus, havia vivido em pecado. Gregório fundiu as histórias de várias mulheres dos evangelhos — incluindo Maria de Betânia e a mulher anônima que ungiu os pés de Jesus — em uma única narrativa que identificava Maria Madalena como uma prostituta arrependida. A partir desse ponto, a imagem de Maria Madalena como uma figura pecadora ganhou força, tornando-se parte do imaginário cristão por mais de mil anos.

Essa transformação da figura de Maria Madalena foi estrategicamente útil para a Igreja em sua busca por uma narrativa unificada que reforçasse os papéis de gênero tradicionalmente aceitos. Ao reduzi-la ao papel de uma mulher cuja virtude foi redimida apenas por meio da penitência e do arrependimento, a Igreja oferecia um modelo de comportamento feminino que enfatizava a submissão e a humildade. Maria Madalena, que antes era vista como uma líder e uma mensageira, tornou-se símbolo da conversão feminina, daquelas que deveriam buscar a salvação através do reconhecimento de seus pecados e da obediência às autoridades espirituais masculinas.

Esse rebaixamento não era apenas uma estratégia de controle social, mas também refletia as tensões da própria Igreja em lidar com a presença do feminino no sagrado. As primeiras comunidades cristãs, especialmente as de tendência gnóstica, viam em figuras como Maria Madalena um símbolo de sabedoria e de conexão mística com o divino. Esses grupos frequentemente viam a mulher como portadora de uma intuição espiritual que podia complementar a visão racional e doutrinária dos líderes masculinos. No entanto, à medida que o cristianismo se institucionalizava e se alinhava ao pensamento greco-romano e às tradições judaicas que privilegiavam a liderança masculina, essas interpretações foram sendo suprimidas.

Os evangelhos apócrifos, como o Evangelho de Maria e outros textos descobertos em Nag Hammadi, são testemunhos de uma visão alternativa que foi apagada da tradição dominante. Nesses escritos, Maria Madalena aparece como uma figura de autoridade, capaz de compreender as revelações de Jesus de forma profunda e de orientar os outros discípulos. Ela é retratada como alguém que possui um entendimento espiritual que a coloca em pé de igualdade com os apóstolos homens, ou até acima deles em certos aspectos. Mas esses textos foram considerados heréticos pela Igreja e suprimidos, enquanto a narrativa canônica moldava uma versão mais controlada e restrita da história de Maria.

O rebaixamento de Maria Madalena também se encaixa em um contexto mais amplo de transformação do papel das mulheres na Igreja. Se, no início, encontramos evidências de mulheres liderando comunidades e participando ativamente da pregação, essa realidade mudou drasticamente a partir do momento em que a Igreja buscou se estabelecer como uma instituição sólida e respeitada no seio do Império Romano. O Concílio de Niceia, em 325 d.C., marcou um ponto de virada, ao definir os limites do que era considerado ortodoxo e ao consolidar uma estrutura eclesiástica que deixava cada vez menos espaço para a participação feminina em papéis de liderança.

Nesse ambiente, a imagem de Maria Madalena como uma líder espiritual não apenas desafiava as normas de gênero, mas também questionava a própria centralização do poder dentro da Igreja. Ao escolher reinterpretá-la como uma pecadora redimida, a Igreja não apenas moldava a memória coletiva, mas também reafirmava que o lugar das mulheres era junto àqueles que buscavam orientação e perdão, e não ao lado dos que lideravam e ensinavam. Essa nova narrativa de Maria como uma figura de arrependimento era mais palatável para um cristianismo que buscava se consolidar em um mundo onde a liderança feminina era vista com desconfiança.

No entanto, mesmo diante desse rebaixamento, a figura de Maria Madalena nunca foi completamente apagada. Sua memória continuou a sobreviver nas margens da tradição oficial, em lendas populares e em representações artísticas que, por vezes, sugeriam uma profundidade que ia além do estereótipo da penitente. A imagem de Maria Madalena aos pés de Jesus, tanto na cruz quanto na cena de unção, continuou a inspirar interpretações que viam nela uma conexão especial com o mistério de Cristo, uma sensibilidade que escapava à lógica dos apóstolos homens.

Essas contradições na forma como Maria foi retratada ao longo dos séculos revelam um jogo de forças que atravessa a história do cristianismo. O rebaixamento de Maria Madalena nos faz perceber que a construção da tradição cristã foi um processo de escolhas, onde algumas vozes foram elevadas enquanto outras foram silenciadas. E é nesse silêncio que encontramos pistas de um cristianismo que poderia ter sido diferente, onde a presença das mulheres teria um papel mais ativo e onde a experiência mística e pessoal do divino poderia ter encontrado maior espaço.

A história do rebaixamento de Maria Madalena nos convida, portanto, a questionar as narrativas que nos foram legadas e a buscar as vozes que ficaram à margem. Ela nos desafia a reimaginar sua figura não apenas como uma mulher que encontrou redenção, mas como uma liderança espiritual que foi relegada ao esquecimento porque seu exemplo de força e sabedoria não se encaixava nos moldes que a Igreja queria estabelecer. Ao olhar para esse passado, podemos vislumbrar a possibilidade de um futuro onde a espiritualidade não se limita às divisões de gênero e onde as contribuições de figuras como Maria Madalena sejam plenamente reconhecidas.

Esse processo de rebaixamento é, em última análise, um reflexo da tensão entre o sagrado e o poder, entre a busca pelo divino e a necessidade de controle que permeia a história das instituições religiosas. E, ao resgatar a memória de Maria Madalena como uma figura de liderança, podemos também resgatar uma visão de espiritualidade que nos convida a ver além das hierarquias e a encontrar no coração humano, seja ele de homem ou mulher, a capacidade de se conectar com o mistério do amor que transcende todas as barreiras. A sua história, mesmo quando distorcida, ainda guarda a chama de uma verdade que continua a inspirar e a desafiar os que buscam um encontro autêntico com o sagrado.

Ao longo dos séculos, a imagem de Maria Madalena foi radicalmente transformada, passando de uma figura de liderança espiritual e testemunha privilegiada da ressurreição de Jesus para o estereótipo da pecadora arrependida. Essa mudança não foi meramente uma interpretação equivocada, mas um processo deliberado de difamação que atendeu a interesses teológicos e sociais da Igreja nascente. A construção do mito de Maria Madalena como uma prostituta arrependida reflete as tensões e os desafios que a Igreja enfrentava ao buscar sua identidade, ao mesmo tempo que tentava manter uma ordem que alijava as mulheres dos centros de poder espiritual.

O mito de Maria Madalena como prostituta surge, de forma mais clara, a partir do século VI, com a pregação de Gregório Magno. Em um sermão célebre, o Papa unificou as histórias de três mulheres distintas dos evangelhos – a mulher pecadora que unge os pés de Jesus, Maria de Betânia e Maria Madalena – criando uma única personagem marcada pelo pecado e pelo arrependimento. Essa fusão não tinha respaldo direto nos textos evangélicos, mas foi eficaz em criar uma narrativa coesa que servia aos propósitos da Igreja. A figura de Maria Madalena passou a ser vista como símbolo de penitência e redenção, uma imagem que correspondia ao ideal de uma mulher que, após se desviar, encontra a salvação ao submeter-se à autoridade masculina e ao renunciar à sua antiga vida.

A construção dessa imagem de Maria Madalena, no entanto, não pode ser desvinculada do contexto social e cultural em que ela se deu. A Igreja, ao se consolidar como instituição dentro do Império Romano, buscava uma estrutura que reforçasse as normas sociais vigentes, onde as mulheres ocupavam um papel subordinado. A ideia de uma Maria Madalena independente, líder espiritual e detentora de revelações especiais de Jesus, não se ajustava a esse modelo de ordem e controle. Transformá-la em uma pecadora redimida era uma forma de neutralizar sua importância e de moldar um exemplo que se alinhasse às expectativas de uma sociedade patriarcal.

O impacto dessa difamação foi profundo e duradouro. Maria Madalena, outrora reconhecida como a "apóstola dos apóstolos" por seu testemunho da ressurreição, passou a ser lembrada principalmente por seu suposto passado pecaminoso. As representações artísticas e literárias da Idade Média e do Renascimento reforçaram essa imagem, retratando-a como uma figura arrependida, frequentemente com os cabelos soltos e os olhos voltados para o céu, em atitude de contrição. Esse imaginário se perpetuou, servindo como uma ferramenta de controle moral, onde a história de Maria Madalena era usada para ensinar às mulheres a importância da humildade e da submissão.

Mas essa construção não se limitou apenas à esfera moral e pedagógica; ela teve também implicações espirituais. Ao ser retratada como uma pecadora, Maria Madalena foi afastada da sua posição de liderança espiritual e de sua conexão íntima com os mistérios revelados por Jesus. Sua voz, que no Evangelho de Maria ecoa com autoridade e compreensão profunda dos ensinamentos do mestre, foi silenciada pela narrativa oficial que a reduzia a uma penitente. Essa transformação significava também um apagamento de uma visão mística do cristianismo, onde a experiência direta do divino, muitas vezes associada à intuição feminina, era valorizada. Ao suprimir essa perspectiva, a Igreja reforçou uma abordagem mais rígida e dogmática da fé, centrada na autoridade dos apóstolos homens.

Os textos apócrifos, especialmente aqueles descobertos em Nag Hammadi, revelam o contraste entre a figura de Maria Madalena que emerge das margens da tradição e aquela que foi promovida pela Igreja institucionalizada. No Evangelho de Maria, por exemplo, ela é apresentada como uma guia espiritual que transmite aos discípulos um entendimento mais profundo da mensagem de Jesus, incluindo visões sobre a natureza da alma e a importância do autoconhecimento. É uma Maria que questiona, que desafia a visão limitada de Pedro e que representa uma conexão direta com o sagrado, sem a necessidade de intermediações.

O mito da prostituta, ao se consolidar, serviu para apagar essas outras narrativas e para reafirmar que as mulheres, ainda que pudessem ser aceitas como seguidoras de Cristo, deveriam sempre ocupar uma posição secundária. A difamação de Maria

Madalena, portanto, foi também uma forma de controlar o espaço que as mulheres poderiam ocupar dentro da Igreja, restringindo suas contribuições às esferas de devoção e serviço, mas nunca de liderança ou interpretação da fé. A figura de Maria foi moldada para ser um modelo de obediência, não de questionamento.

Contudo, esse rebaixamento não conseguiu apagar totalmente a memória de uma Maria Madalena forte e espiritual. Na literatura popular e nas tradições orais, sempre houve um certo fascínio por sua figura, uma sensação de que havia mais em sua história do que as narrativas oficiais permitiam. A partir do século XX, com a redescoberta dos textos gnósticos e um interesse renovado por figuras marginalizadas da história cristã, surgiu um movimento de reavaliação de seu papel, que buscava resgatar a verdadeira Maria Madalena, a discípula, a mística e a mulher de grande compreensão espiritual.

Esse resgate contemporâneo revela uma necessidade de redescobrir uma espiritualidade que acolha a experiência feminina e que reconheça a injustiça histórica cometida contra figuras como Maria Madalena. A sua transformação em pecadora arrependida nos faz refletir sobre como as instituições podem moldar a memória e a tradição para servir a interesses de poder. Mas, ao revisitar sua história, somos também desafiados a recuperar uma visão mais autêntica e inclusiva da mensagem de Jesus, onde a sabedoria e a liderança feminina têm um papel fundamental.

A difamação de Maria Madalena como prostituta não é apenas um erro histórico, mas um sintoma de um processo mais amplo de exclusão das mulheres da narrativa cristã. Ela nos lembra que a verdade espiritual muitas vezes resiste nas sombras da tradição, aguardando o momento de ser redescoberta. E, ao questionar essa narrativa, também nos questionamos sobre as maneiras como a fé pode ser usada para limitar ou libertar, para submeter ou para inspirar.

O legado dessa distorção ainda ecoa em muitas práticas e visões contemporâneas, mas o despertar de um novo interesse por Maria Madalena nos lembra de que o tempo das narrativas únicas está chegando ao fim. A sua história, uma vez transformada em um exemplo de arrependimento, agora se revela como uma possibilidade de reconciliação entre o masculino e o feminino, de uma espiritualidade onde a compaixão e a busca pelo autoconhecimento podem caminhar lado a lado com a doutrina e a estrutura.

O mito da prostituta, que por tanto tempo definiu Maria Madalena, é hoje um lembrete do poder que as histórias têm de moldar nossas percepções sobre o divino e sobre nós mesmos. E ao desconstruí-lo, podemos finalmente redescobrir a verdadeira essência de Maria, aquela que foi silenciada, mas que nunca deixou de ser uma testemunha de um amor que transcende todas as barreiras.

Capítulo 9
A Redenção de Maria

Ao longo dos séculos, a figura de Maria Madalena foi envolta em mistérios, distorções e silenciamentos. Mas no século XX, com a descoberta dos manuscritos de Nag Hammadi e o renascimento de interesse por figuras esquecidas da história cristã, surgiu um novo impulso para redescobrir e reabilitar a verdadeira essência de Maria. Essa busca por redenção histórica não se trata de uma simples correção de erros, mas de uma profunda reflexão sobre o que a figura de Maria Madalena representa e como sua imagem pode nos oferecer uma visão renovada da espiritualidade e do papel da mulher dentro do cristianismo.

O resgate de Maria Madalena se inicia com a revalorização de seu papel como uma das primeiras e mais próximas discípulas de Jesus, especialmente através dos textos apócrifos que desafiam a narrativa oficial. Esses textos, muitos dos quais foram descartados pela Igreja institucionalizada, trazem à tona uma imagem de Maria como uma líder espiritual que compreendia os mistérios mais profundos ensinados por Jesus. O Evangelho de Maria, por exemplo, descreve-a não apenas como uma seguidora fiel, mas como alguém que detém uma sabedoria especial sobre a natureza da alma e o caminho da salvação. Suas visões são místicas, revelando uma compreensão que vai além das palavras e dos rituais, tocando diretamente a essência da mensagem de Cristo.

A redenção de Maria Madalena na história contemporânea envolve também uma reinterpretação de seu papel na ressurreição de Jesus. Se durante séculos sua presença no jardim foi relegada à marginalidade, hoje é reconhecida como um evento central que redefine o entendimento do cristianismo primitivo. Ao ser a primeira a testemunhar a vitória de Jesus sobre a morte, Maria se torna a portadora da mensagem mais poderosa do evangelho, aquela que inaugura uma nova era de esperança e fé. A sua figura emerge como a "apóstola dos apóstolos", um título que transcende as convenções de gênero e reafirma que a experiência do divino não está limitada pelas estruturas humanas.

No processo de resgate de Maria Madalena, estudiosos, teólogos e movimentos espirituais modernos se voltam para uma leitura mais inclusiva dos textos sagrados, buscando nela uma ponte entre as tradições do passado e os anseios espirituais do presente. Essa leitura sugere que, ao longo da história, a Igreja perdeu uma dimensão valiosa do cristianismo ao relegar Maria Madalena a uma figura de arrependimento e submissão, em vez de celebrá-la como uma mestra e uma mística. A redescoberta de sua verdadeira natureza desafia as interpretações que foram moldadas pela necessidade de controle e abre espaço para um cristianismo que valoriza a experiência pessoal com o divino.

Esse movimento de revalorização de Maria não é apenas um esforço acadêmico, mas também uma busca espiritual que se reflete em comunidades e grupos que veem nela uma inspiração para novas formas de viver a fé. Sua figura se torna um símbolo de resistência contra a opressão das vozes femininas e um emblema de uma espiritualidade que se recusa a ser contida por dogmas rígidos. Ao trazer à tona a história oculta de Maria Madalena, esses grupos buscam recuperar uma visão do cristianismo onde o amor e a compaixão têm prioridade sobre as estruturas de poder, onde a conexão direta com o sagrado é mais importante do que os intermediários.

A partir dessa perspectiva, a redenção de Maria Madalena se torna também um ato de justiça histórica, um reconhecimento de que a história que nos foi transmitida foi escrita com base em escolhas que favoreciam uma narrativa específica, mas que não esgotavam todas as possibilidades. Ao olhar para os textos que foram considerados heréticos e que preservam uma visão alternativa de Maria, vemos uma outra história possível, uma em que as mulheres desempenham papéis fundamentais na transmissão da mensagem de Jesus e na formação das primeiras comunidades cristãs.

A importância desse resgate não é apenas simbólica. Ela tem implicações práticas para a maneira como compreendemos o papel das mulheres nas comunidades de fé hoje. O reconhecimento de Maria Madalena como uma líder espiritual desafia as tradições que, durante séculos, impediram as mulheres de assumir posições de liderança e de compartilhar seus dons espirituais. Ao recontar a história de Maria, abrimos caminho para um cristianismo que reconhece e valoriza as contribuições femininas, que vê no testemunho de Maria a expressão de uma espiritualidade que é, ao mesmo tempo, inclusiva e profunda.

O interesse contemporâneo em Maria Madalena também reflete um desejo de reencontrar a dimensão mística da fé cristã, aquela que busca uma conexão direta com o mistério divino, sem se limitar a fórmulas doutrinárias. Maria, em sua relação com Jesus, representa um amor que não se limita ao entendimento racional, mas que se expressa na intimidade do encontro com o sagrado. Ao resgatar sua história, os estudiosos e buscadores espirituais modernos estão, na verdade, buscando um retorno a uma espiritualidade que coloca a experiência pessoal e o autoconhecimento no centro do caminho para o divino.

Além dos textos antigos, essa redescoberta também se manifesta na arte, na literatura e na cultura popular. Obras literárias, filmes e estudos acadêmicos trazem à tona uma Maria Madalena que inspira por sua força e por sua conexão profunda com o mistério da vida. Ela se torna um símbolo de busca e de transcendência, alguém que, em meio às sombras da história, mantém viva a chama de uma verdade que não se deixa apagar. Ao revisitar sua figura, muitos encontram nela um espelho de suas próprias jornadas espirituais, um lembrete de que a busca por sentido e conexão com o divino é um caminho que desafia as fronteiras do tempo e das convenções.

Este movimento de resgate de Maria Madalena nos leva, assim, a refletir sobre como a história do cristianismo poderia ter sido diferente, e como, ao revisitar esses caminhos esquecidos, podemos encontrar novas formas de compreender e viver a mensagem de Jesus. A figura de Maria Madalena, redimida e restaurada em sua complexidade, nos lembra que a espiritualidade é uma jornada que envolve tanto a mente quanto o coração, que abraça o mistério e que busca a verdade além das divisões impostas pela tradição.

O resgate de Maria Madalena é, em última análise, uma busca por autenticidade. Ao reconhecer seu papel de liderança, sua sabedoria e seu testemunho, somos convidados a questionar as narrativas que herdamos e a abrir espaço para um cristianismo mais inclusivo, onde todas as vozes possam ser ouvidas. E nesse movimento de redescoberta, percebemos que a mensagem de Jesus sobre o amor, a compaixão e a conexão direta com o divino encontra em Maria Madalena uma intérprete que transcende o tempo, oferecendo uma visão de fé que continua a inspirar aqueles que buscam um caminho de verdade e de luz.

No século XX, à medida que o movimento feminista ganhava força em várias partes do mundo, a figura de Maria Madalena começou a ser redescoberta e reinterpretada sob uma nova ótica, uma que se afastava da narrativa tradicional de penitência e submissão e a posicionava como um símbolo de resistência e empoderamento feminino. Essa revalorização de Maria Madalena não ocorreu por acaso. Ela foi impulsionada por uma geração de mulheres que buscavam recuperar a voz e o papel das figuras femininas que a história oficial havia tentado silenciar. E, nesse contexto, Maria emergiu não apenas como uma seguidora de Jesus, mas como uma das primeiras mulheres a desafiar as normas de gênero estabelecidas pela tradição religiosa.

Para o movimento feminista, Maria Madalena representa uma figura que resiste ao apagamento histórico, alguém que se recusou a ser apenas uma espectadora e que assumiu um papel ativo na comunidade dos primeiros cristãos. Essa releitura de Maria como uma figura de empoderamento desafia a narrativa que a reduziu a uma pecadora arrependida, enfatizando, em vez disso, sua proximidade com Jesus e sua posição como uma líder espiritual que influenciou o curso do cristianismo primitivo.

Os textos apócrifos, especialmente o Evangelho de Maria, forneceram um novo olhar para a trajetória de Maria Madalena, destacando seu papel como uma mulher que compreendia as revelações de Jesus de uma maneira profunda e intuitiva, e que muitas vezes se colocava como uma ponte entre os ensinamentos de Cristo e os outros discípulos. Esse aspecto de Maria como uma líder e intérprete dos mistérios do Reino de Deus encontrou eco no movimento feminista, que viu em sua figura uma representação de como as mulheres foram frequentemente relegadas às margens da história, mesmo quando desempenhavam papéis centrais.

O feminismo contemporâneo, ao recuperar Maria Madalena, também busca resgatar uma espiritualidade que valorize as experiências femininas e que reconheça a importância da perspectiva das mulheres na interpretação dos textos sagrados. A imagem de Maria como uma discípula amada, que tinha acesso a uma compreensão mais íntima da mensagem de Jesus, sugere uma visão de espiritualidade que vai além da estrutura patriarcal que a Igreja estabeleceu ao longo dos séculos. Nesse sentido, o movimento feminista não apenas recupera Maria como uma figura histórica, mas também a transforma em um símbolo de uma nova forma de vivenciar a fé, onde as vozes das mulheres são essenciais para a compreensão do sagrado.

Essa nova leitura de Maria Madalena também foi influenciada por um desejo de encontrar na tradição cristã modelos de resistência e transformação. Enquanto os evangelhos canônicos se concentram em figuras masculinas, os textos apócrifos oferecem uma visão de um cristianismo mais inclusivo, onde as mulheres desempenhavam papéis de liderança e onde o conhecimento espiritual não estava limitado pelas barreiras de gênero. Ao resgatar Maria Madalena como uma pioneira que desafiou as normas sociais de sua época, o movimento feminista moderno não apenas reescreve a história do cristianismo, mas também propõe um novo modo de ser cristão no mundo atual.

Maria Madalena, nessa releitura, se torna um exemplo de resistência ao poder estabelecido, uma mulher que, mesmo diante da desconfiança e do ceticismo dos apóstolos, manteve sua fé e sua visão. No Evangelho de Maria, ela enfrenta diretamente as dúvidas de Pedro, que questiona sua legitimidade como receptora de revelações espirituais. Ao fazê-lo, ela simboliza a luta de muitas mulheres ao longo da história, que buscaram afirmar sua autoridade e seu conhecimento em um contexto que frequentemente as ignorava ou diminuía. A coragem de Maria em se posicionar e em defender sua experiência espiritual ecoa nas lutas das mulheres que, nos séculos seguintes, reivindicaram seu direito de falar, de ensinar e de liderar.

Além de sua revalorização dentro do cristianismo, Maria Madalena também se tornou uma figura central em outros movimentos espirituais e esotéricos que se desenvolveram no século XX e XXI. Esses movimentos, muitas vezes alinhados ao feminismo, buscam redescobrir o sagrado feminino, uma dimensão da espiritualidade que vê na figura de Maria Madalena uma expressão do divino que foi suprimida pela teologia patriarcal. Maria é vista como uma figura que encarna a busca por uma conexão direta e pessoal com o divino, que transcende as hierarquias e dogmas estabelecidos e que convida homens e mulheres a redescobrirem o poder transformador do amor e da compaixão.

Essa dimensão esotérica da figura de Maria Madalena reflete uma busca contemporânea por espiritualidades que sejam mais abertas e inclusivas, que acolham a diversidade de experiências e que ofereçam um caminho de autoconhecimento e de reconexão com a essência divina. Ao ser reinterpretada como um símbolo de sabedoria e de liderança espiritual, Maria Madalena se torna um farol para aqueles que procuram uma forma de viver a fé que seja ao mesmo tempo autêntica e revolucionária, que se recusa a aceitar as limitações impostas pelas tradições rígidas.

Ao olhar para o impacto do movimento feminista na reinterpretação de Maria Madalena, percebemos como essa figura bíblica, que por tanto tempo foi silenciada, se transformou em um símbolo de transformação e de esperança. Sua história é um lembrete de que o poder da narrativa pode ser tanto uma ferramenta de opressão quanto de libertação. E, ao recontar a história de Maria, os movimentos feministas nos mostram que há uma riqueza de perspectivas que ainda precisam ser exploradas e que podem enriquecer nossa compreensão do sagrado.

Essa redescoberta de Maria Madalena nos convida a refletir sobre como a espiritualidade pode ser um caminho de empoderamento, não apenas para as mulheres, mas para todos aqueles que buscam uma forma de viver a fé que esteja em sintonia com as suas experiências e que reconheça a dignidade de cada ser humano. O movimento feminista, ao resgatar Maria Madalena, não busca apenas restaurar uma figura do passado, mas oferecer um novo caminho para o futuro, onde a igualdade e o respeito pelas diferenças se tornam valores centrais na busca pelo divino.

A força de Maria Madalena como símbolo feminista reside na sua capacidade de transcender as limitações impostas pela tradição e de abrir espaço para novas formas de entender o papel das mulheres na história do cristianismo e nas práticas de fé. Ao nos lembrarmos de sua luta para ser reconhecida entre os apóstolos e de sua persistência em transmitir a mensagem de Jesus, somos inspirados a continuar questionando as narrativas que nos foram entregues e a construir uma espiritualidade que valorize todas as vozes e experiências.

Essa redescoberta de Maria Madalena é, portanto, um movimento de esperança. Ela nos convida a sonhar com uma igreja onde as diferenças são acolhidas, onde as mulheres podem ser líderes e mestres, e onde a mensagem de Jesus é vivida em sua essência, sem as camadas de preconceito que a história tentou impor. Ao recuperar sua figura, o movimento feminista nos oferece uma oportunidade de refletir sobre o que significa ser fiel ao espírito de inclusão e de amor que animou os primeiros dias do cristianismo, e de como podemos levar essa visão adiante em nossa própria jornada espiritual.

Capítulo 10
As Palavras de Maria

A partir dos fragmentos preservados do Evangelho de Maria, emerge uma voz que desafia as convenções e ecoa uma espiritualidade profunda e transformadora. Maria Madalena, na intimidade de suas palavras, revela uma visão que vai além do visível, que busca encontrar a essência do divino dentro de cada ser. Esse capítulo é uma exploração das passagens mais significativas atribuídas a Maria, destacando os ensinamentos que ela compartilhou com os discípulos após a ascensão de Jesus e que têm o poder de ressoar até os dias de hoje.

Uma das passagens mais marcantes do Evangelho de Maria descreve um diálogo entre Maria e os outros discípulos, em que ela oferece uma visão sobre a natureza da alma e do autoconhecimento. Quando os apóstolos são tomados pelo medo e pela dúvida, Maria se levanta e compartilha uma revelação que recebeu em um estado de êxtase, descrevendo o caminho da alma através dos planos espirituais. Nesse discurso, ela fala sobre a luta da alma para superar as armadilhas do mundo material e alcançar a verdadeira paz, um estado de união com o divino que não depende de intermediários.

"Não deixeis que vos desanime o medo, pois ele é a sombra que encobre a luz", diz Maria, em uma das passagens mais emblemáticas. Ela convida os discípulos a se libertarem das amarras das emoções que obscurecem a verdadeira visão espiritual, como o medo e a inveja, que impedem a conexão com o reino interior. Suas palavras carregam uma sabedoria que transcende os dogmas e as interpretações literais, chamando a atenção para uma dimensão espiritual que é acessível através da introspecção e da compreensão profunda de si mesmo. Maria nos mostra que o caminho para o conhecimento de Deus é, antes de tudo, um caminho de autoconhecimento.

Os ensinamentos de Maria Madalena também revelam uma ênfase na importância do equilíbrio entre o mundo visível e o invisível, entre o corpo e o espírito. Ela fala da necessidade de encontrar um ponto de harmonia onde a materialidade da vida não seja um fardo, mas um portal para o divino. "A matéria é um dom", ela afirma, desafiando as visões mais ascéticas que rejeitam o corpo e o mundo físico. Para Maria, a espiritualidade não consiste em negar o mundo, mas em encontrar nele a manifestação do mistério divino. Essa perspectiva, que se aproxima da filosofia gnóstica, convida a uma apreciação do mundo como um lugar onde o sagrado se esconde em cada detalhe.

Outro aspecto fundamental nas palavras de Maria é sua visão sobre o amor e a liberdade espiritual. Ela fala de um amor que não se restringe às normas e aos códigos sociais, mas que se expande para abarcar todas as criaturas em um abraço universal. Esse amor é a chave para superar as divisões que separam as pessoas de si mesmas e dos outros, um amor que transcende o medo e a ignorância e que conduz à verdadeira sabedoria. Nas palavras de Maria, o amor é um caminho para a libertação, um caminho que nos leva a reconhecer a presença divina dentro de nós mesmos e no outro.

No entanto, os ensinamentos de Maria Madalena não foram sempre compreendidos ou aceitos de imediato pelos outros discípulos. Em alguns trechos do evangelho que leva seu nome, vemos o desafio que ela enfrenta ao tentar compartilhar suas visões e sua sabedoria. Pedro, por exemplo, questiona sua autoridade e a legitimidade de suas revelações, refletindo um conflito que ressoa na luta das mulheres por reconhecimento e voz ao longo da história cristã. "Como pode ser que o Mestre tenha falado contigo e não conosco?", pergunta ele, encapsulando a resistência à ideia de que uma mulher pudesse ser a receptora de uma verdade espiritual mais profunda.

A resposta de Maria, no entanto, é um convite à união e à abertura de espírito. Em vez de confrontar Pedro, ela reafirma sua experiência e chama os discípulos a confiarem em sua própria capacidade de acessar a sabedoria divina. Suas palavras demonstram um equilíbrio entre a firmeza de sua fé e a compreensão da fragilidade humana, oferecendo um exemplo de liderança que é, ao mesmo tempo, compassiva e poderosa. Maria se posiciona como uma mediadora entre os ensinamentos de Jesus e os discípulos, uma voz que busca guiar o grupo não por meio da imposição, mas pelo exemplo e pela clareza espiritual.

Os ensinamentos de Maria Madalena nos textos apócrifos também trazem uma visão desafiadora sobre a ideia de pecado e culpa. Enquanto muitos dos ensinamentos dos apóstolos tendem a enfatizar a necessidade de uma moralidade rígida para alcançar a salvação, Maria nos convida a ver o pecado como uma forma de ignorância, uma separação do conhecimento verdadeiro sobre quem somos. "Aqueles que não conhecem a si mesmos vivem na escuridão", ela declara, sugerindo que o verdadeiro mal é a cegueira espiritual, e não a transgressão de regras externas. Esse ensinamento sugere uma visão de espiritualidade que valoriza a luz interior e que se concentra na transformação do ser por meio do entendimento profundo.

Essas palavras de Maria Madalena, preservadas nos evangelhos apócrifos e em tradições místicas, desafiam as interpretações que dominariam o cristianismo oficial ao longo dos séculos. Elas oferecem um vislumbre de uma forma de seguir a Cristo que é mais pessoal e introspectiva, que busca a transformação da alma como um caminho para a redenção e para a união com o divino. Através de suas palavras, Maria nos convida a explorar uma espiritualidade que valoriza o mistério, que abraça as perguntas e as incertezas como parte do caminho para a verdade.

Para os estudiosos e buscadores espirituais modernos, essas palavras de Maria Madalena têm um apelo particular, pois falam de uma fé que se faz nas profundezas do ser, e não nas estruturas externas. Elas ressoam com aqueles que procuram uma conexão autêntica com o divino, uma espiritualidade que não seja meramente uma repetição de fórmulas e ritos, mas uma vivência que transforma a própria percepção da vida e do mundo. As palavras de Maria continuam a ecoar porque elas tocam em algo que é fundamental à condição humana: a busca por um sentido que ultrapasse a materialidade, uma verdade que ilumine nosso caminho em meio às sombras.

E assim, ao refletirmos sobre essas citações e ensinamentos de Maria Madalena, somos chamados a reconsiderar o que significa ser um seguidor de Cristo, o que significa buscar o divino em nossas vidas. As palavras de Maria não são apenas relíquias de um passado distante, mas janelas abertas para um caminho espiritual que ainda tem muito a nos ensinar sobre amor, sabedoria e o mistério que envolve a jornada da alma. Ao ouvi-las, podemos talvez reencontrar em nós mesmos a chama de um conhecimento que nunca foi totalmente apagado.

As palavras de Maria Madalena, preservadas nos textos apócrifos e especialmente em seu próprio evangelho, oferecem um vislumbre de uma espiritualidade que desafia as tradições estabelecidas. Elas revelam uma profundidade de pensamento que vai além das interpretações dogmáticas e convidam a uma leitura mais pessoal e mística da mensagem de Cristo. Mas essas palavras não são simples de decifrar; elas exigem um olhar atento e uma disposição para explorar os mistérios que se desdobram entre suas linhas.

A interpretação dos ensinamentos de Maria Madalena tem sido objeto de estudo por parte de teólogos, acadêmicos e buscadores espirituais, que veem em suas palavras uma sabedoria que fala diretamente à alma. Diferente das interpretações tradicionais, que focam na estrutura da igreja e na obediência aos dogmas, a visão de Maria nos textos apócrifos enfatiza a importância do autoconhecimento e da liberdade espiritual. Ela nos ensina que a compreensão de nossa natureza interior é o que nos aproxima do divino e que o verdadeiro conhecimento não está nas regras externas, mas na descoberta de quem realmente somos.

Uma das interpretações mais significativas de seus ensinamentos se concentra na ideia do caminho da alma. No Evangelho de Maria, ela descreve a jornada da alma que se desvia das influências do mundo material e ascende através dos planos espirituais até alcançar a plenitude do conhecimento. Essa visão pode ser entendida como uma metáfora para a transformação espiritual que cada um de nós deve buscar, um processo que envolve desapegar-se das ilusões que nos prendem ao sofrimento e ao medo. Ao falar sobre o caminho da alma, Maria nos lembra que a salvação é um movimento interno, uma libertação que se dá através da consciência plena do que somos e do que nos conecta ao divino.

Os ensinamentos de Maria, ao enfatizarem essa dimensão interior, também apontam para uma espiritualidade que valoriza a experiência direta e pessoal com o mistério divino. Em seu evangelho, ela relata visões e experiências místicas que são únicas, sugerindo que cada pessoa pode acessar uma compreensão particular do sagrado. Esse aspecto dos seus ensinamentos ressoa com correntes de pensamento que, ao longo da história, valorizaram a mística e o esotérico, como os gnósticos e outros grupos que buscaram compreender Deus através da experiência interna. A espiritualidade que Maria propõe não é mediada por uma estrutura rígida, mas é um convite a explorar o que há de mais profundo em nossa própria alma.

Outra interpretação importante dos ensinamentos de Maria Madalena diz respeito à sua visão sobre o amor e a compaixão. Nas palavras atribuídas a ela, o amor aparece não apenas como um sentimento, mas como uma força transformadora que é capaz de nos libertar das sombras que nos aprisionam. Esse amor é entendido como uma abertura ao mistério da vida e uma aceitação do outro em sua totalidade. Maria sugere que a compaixão é uma forma de conhecer o divino, pois é no encontro verdadeiro com o outro, despido de julgamentos, que podemos vislumbrar a presença de Deus. A espiritualidade que ela defende não separa a vida material da vida espiritual, mas as integra através de uma atitude de amor incondicional.

O aspecto mais desafiador da interpretação dos ensinamentos de Maria Madalena talvez esteja em sua rejeição das hierarquias tradicionais. Para ela, o acesso ao conhecimento espiritual não depende da posição dentro de uma instituição, mas da abertura do coração e da mente para a verdade. Essa visão entra em conflito com a estrutura eclesiástica que se consolidou após sua época, onde a autoridade espiritual era concentrada em poucos homens que determinavam o que era ou não ortodoxo. Ao colocar a experiência pessoal como um caminho válido e poderoso para o conhecimento do divino, Maria sugere uma forma de espiritualidade que é radicalmente inclusiva, que convida cada ser humano a ser um explorador dos mistérios divinos.

Para os estudiosos contemporâneos, esse aspecto dos ensinamentos de Maria tem implicações profundas. Ele sugere que o cristianismo primitivo possuía uma diversidade de interpretações e práticas que se perderam quando a Igreja buscou uma unidade doutrinária. A visão de Maria Madalena nos faz pensar em um cristianismo onde o mistério e a busca pessoal eram tão importantes quanto as regras e os dogmas, onde o conhecimento do divino passava tanto pela razão quanto pelo coração. Essa perspectiva abre caminho para uma reinterpretação da fé cristã que valorize a mística, a meditação e a introspecção como formas legítimas de encontrar Deus.

No entanto, a interpretação dos ensinamentos de Maria também nos desafia a olhar para dentro de nós mesmos. Ela nos convida a questionar nossas próprias certezas e a abrir espaço para a dúvida como parte do processo espiritual. Em uma de suas passagens mais intrigantes, ela fala sobre a importância de "silenciar a mente", de aquietar os pensamentos para que possamos ouvir a voz do espírito. Essa prática de silêncio e contemplação nos leva a uma conexão com aquilo que transcende o intelecto, sugerindo que a verdade mais profunda é aquela que não pode ser expressa em palavras, mas apenas sentida.

Ao mergulhar nos ensinamentos de Maria Madalena, percebemos que sua mensagem é, em essência, uma mensagem de liberdade. Ela nos ensina que não precisamos buscar fora o que já carregamos dentro de nós, que o divino não está distante, mas presente em cada suspiro, em cada pensamento de amor. Essa liberdade, contudo, não é fácil de alcançar, pois exige uma coragem para enfrentar nossos medos e nossas sombras. Maria nos desafia a olhar para o espelho de nossa própria alma e a encontrar ali as respostas que buscamos, a ver além das máscaras e das ilusões que nos mantêm presos ao sofrimento.

Essa interpretação mais mística e pessoal dos ensinamentos de Maria Madalena tem atraído muitos buscadores espirituais no mundo moderno, especialmente aqueles que sentem que a fé tradicional não responde mais às suas perguntas. Para eles, Maria representa um caminho de reconciliação entre a busca espiritual e a vivência cotidiana, um caminho onde não é preciso escolher entre o mundo material e o mundo espiritual, mas onde ambos podem ser harmonizados. Essa visão ressoa com aqueles que procuram uma forma de religiosidade que seja mais aberta, que não se limite a ritos, mas que se expresse em cada gesto e em cada pensamento.

Os ensinamentos de Maria Madalena, portanto, nos oferecem uma visão de espiritualidade que é ao mesmo tempo antiga e profundamente contemporânea. Ela nos lembra que o mistério do divino não se revela por completo em nenhum dogma, mas está sempre se desdobrando em nossa busca por sentido. E ao interpretar suas palavras, somos convidados a nos tornar participantes dessa busca, a abrir nossos corações para uma verdade que não pode ser capturada, mas apenas vivida.

Sua mensagem é, acima de tudo, uma mensagem de esperança. Esperança de que, mesmo nas sombras, há luz; de que, mesmo nas incertezas, há um caminho a ser trilhado. E nesse caminho, Maria Madalena nos estende a mão, nos convidando a seguir em frente, a olhar para dentro e a encontrar, no mais profundo de nossa alma, a chama que nos conecta ao mistério da vida.

Capítulo 11
A Filosofia de Maria Madalena sobre a Salvação

A visão de Maria Madalena sobre a salvação, conforme preservada em seus ensinamentos e especialmente em seu evangelho apócrifo, difere profundamente das interpretações mais dogmáticas que passaram a dominar o cristianismo após sua institucionalização. Ao contrário da ênfase em rituais, regras e obediência estrita às leis, Maria Madalena propõe um caminho que passa pela transformação interior e pelo autoconhecimento. A salvação, para ela, não é um prêmio que se conquista pela adesão a uma doutrina, mas um processo de descoberta do que há de mais profundo em nós, uma jornada que nos reconecta à nossa verdadeira essência espiritual.

No Evangelho de Maria, vemos que a salvação é entendida como uma forma de libertação das amarras do mundo material, uma elevação da consciência que permite à alma lembrar-se de sua origem divina. Maria fala da importância de superar os medos e as angústias que aprisionam a alma, como a inveja, o desejo e a ignorância, que a afastam de sua verdadeira natureza. Essa visão contrasta com a ideia de um Deus externo que julga e pune, propondo, em vez disso, uma divindade que habita dentro de cada ser, aguardando ser redescoberta através do processo de purificação e iluminação pessoal.

A filosofia de Maria sobre a salvação também enfatiza a ideia de que cada indivíduo possui dentro de si o potencial para alcançar essa transformação. Em uma de suas passagens mais emblemáticas, Maria encoraja os discípulos a "buscar dentro de si mesmos", sugerindo que a chave para a libertação espiritual está no olhar voltado para dentro, e não na conformidade a preceitos externos. A alma, ao se conhecer verdadeiramente, encontra o caminho de volta para a plenitude, reconhecendo que as ilusões do mundo material são apenas sombras que escondem a luz interior.

Essa visão de Maria ressoa com a tradição gnóstica, que valoriza o conhecimento esotérico como um meio de alcançar a salvação. Para ela, a redenção não se encontra em uma crença cega, mas no entendimento profundo de quem somos e do nosso lugar no cosmos. Através desse processo, o ser humano é capaz de superar as barreiras impostas pela ignorância e pelos desejos terrenos, elevando-se a um estado de consciência onde o divino não é mais uma ideia distante, mas uma presença viva e constante. Maria sugere que a verdadeira salvação é o despertar da consciência para essa realidade superior.

No entanto, ao mesmo tempo em que enfatiza a necessidade de autoconhecimento, Maria não despreza a importância da compaixão e do amor como partes essenciais desse processo de salvação. Ela vê o amor como uma força que conecta o indivíduo ao divino e que, ao ser praticado, dissolve as barreiras entre as almas. Em suas palavras, a prática do amor é um meio de transcender as divisões que nos separam da essência divina e de todos os seres. Esse amor é uma expressão da unidade fundamental de toda a criação, e ao vivê-lo, nos aproximamos da verdadeira natureza de Deus.

A ideia de salvação apresentada por Maria Madalena também difere das interpretações mais tradicionais em relação ao papel de Jesus. Em vez de vê-lo apenas como um redentor que salva a humanidade através de seu sacrifício, Maria o enxerga como um mestre que revela o caminho para a iluminação. Jesus, em seus ensinamentos a Maria, não a coloca como uma mera discípula passiva, mas como alguém que é capaz de compreender as verdades espirituais mais profundas. Para Maria, Jesus é aquele que aponta o caminho para a transformação da alma, mas cada pessoa deve trilhar esse caminho por si mesma, reconhecendo a luz divina que habita em seu interior.

Essa visão sugere uma concepção mais íntima e mística do relacionamento entre o ser humano e o divino. A salvação, então, é descrita como um processo de reconciliação da alma com sua própria essência, um retorno ao estado de harmonia que existia antes da queda na ignorância. Para alcançar esse estado, Maria ensina que é preciso transcender os julgamentos e as culpas que muitas vezes nos mantêm presos a uma visão limitada de nós mesmos. A salvação, para ela, é uma libertação dessas amarras, um despertar que nos permite perceber a presença do divino em todas as coisas.

Essa filosofia de Maria Madalena sobre a salvação também carrega implicações sociais importantes. Ao propor que cada indivíduo é responsável por sua própria jornada de autoconhecimento, Maria desafia a ideia de uma salvação mediada por uma instituição ou hierarquia. Ela sugere que a autoridade espiritual não está restrita a uma classe de sacerdotes, mas que todos, independentemente de sua posição social ou gênero, têm acesso direto ao conhecimento de Deus. Essa visão subversiva é uma das razões pelas quais suas ideias foram consideradas perigosas pelas lideranças eclesiásticas e acabaram sendo suprimidas.

Para os estudiosos modernos, a interpretação de Maria Madalena sobre a salvação oferece uma perspectiva que valoriza a autonomia espiritual e a busca pessoal por significado. É uma visão que fala diretamente a muitos que, no mundo contemporâneo, buscam um caminho espiritual que não dependa da conformidade a uma estrutura rígida, mas que ofereça espaço para a introspecção e o desenvolvimento pessoal. A filosofia de Maria ressoa com aqueles que desejam encontrar o divino não nos rituais ou nas tradições, mas na experiência direta e transformadora da vida cotidiana.

Além disso, essa interpretação de Maria Madalena destaca a importância de uma espiritualidade que reconhece as contradições e os desafios da vida humana. Ao falar sobre a luta da alma para superar suas limitações e se aproximar da luz, Maria não ignora o sofrimento e as dificuldades que fazem parte dessa jornada. Ela reconhece que o caminho da salvação é árduo, que envolve enfrentar os próprios medos e as sombras interiores. Mas, ao mesmo tempo, ela nos oferece uma visão de esperança, de que essa transformação é possível e de que, ao buscar dentro de nós, podemos encontrar a paz e a plenitude que tanto desejamos.

A filosofia de Maria Madalena sobre a salvação, assim, nos convida a reconsiderar o que significa ser salvo. Ela nos desafia a pensar além das categorias de certo e errado, de céu e inferno, e a nos abrir para uma experiência de vida que é rica em mistério e em descoberta. Ao compreender que a salvação é um processo de reconciliação com nossa essência mais profunda, percebemos que cada momento de nossa existência pode ser um passo nessa jornada, e que a presença do divino não é algo a ser alcançado no futuro, mas uma realidade que já está presente, esperando para ser redescoberta.

Maria Madalena, em seus ensinamentos, apresenta uma perspectiva única sobre o caminho da salvação, que se entrelaça intimamente com a busca pelo autoconhecimento. Esse entendimento, profundamente místico, sugere que a libertação espiritual não se dá por meio de regras rígidas ou pela adesão a dogmas externos, mas sim pelo mergulho interior em direção à essência divina que habita cada ser humano. Para Maria, conhecer a si mesmo é o primeiro passo para reconhecer a presença do sagrado dentro de nós e alcançar a verdadeira redenção.

Nos fragmentos do Evangelho de Maria, ela fala sobre a necessidade de transcender as influências externas que nos afastam de nossa verdadeira natureza. Essas influências são descritas como poderes ou forças que tentam desviar a alma de seu caminho, impondo medos, desejos e apegos materiais. Maria ensina que o autoconhecimento é a chave para superar esses obstáculos, permitindo que a alma retorne à sua origem luminosa. O processo de salvação, então, se torna um retorno ao que é essencial, uma jornada de desapego das ilusões que obscurecem a visão espiritual.

Essa abordagem de Maria Madalena ressoa profundamente com tradições de sabedoria que valorizam o autoconhecimento como caminho para a iluminação. Ela ecoa a ideia de que a alma, ao se libertar das distrações e das emoções que a prendem, pode finalmente enxergar sua verdadeira natureza divina. No Evangelho de Maria, a sabedoria não é algo que vem de fora, mas uma revelação que surge de dentro, à medida que a alma se reconcilia com sua essência. Esse entendimento desafia a visão mais tradicional de salvação, que muitas vezes coloca a redenção como uma concessão divina, algo a ser concedido por meio de rituais ou intercessões de uma autoridade externa.

Maria Madalena, ao enfatizar a importância do autoconhecimento, nos convida a olhar para as profundezas de nossa própria mente e coração. Ela sugere que a ignorância sobre quem realmente somos é a raiz de nossos sofrimentos, e que a verdadeira sabedoria surge quando confrontamos nossas sombras e compreendemos a natureza de nossas emoções. Em suas palavras, a libertação não é uma fuga do mundo, mas uma transformação da maneira como nos relacionamos com ele, uma mudança de perspectiva que nos permite ver a realidade através dos olhos do espírito, em vez de nos limitarmos às aparências.

A jornada de autoconhecimento proposta por Maria Madalena envolve, então, um processo de autodescoberta que é tanto desafiador quanto libertador. Requer que enfrentemos nossos medos e inseguranças, que aceitemos nossas falhas e limitações, mas também que reconheçamos a luz que brilha em nosso interior. Para Maria, essa luz é a centelha divina que nunca pode ser apagada, mesmo quando a vida nos apresenta suas provações mais difíceis. Ao conhecermos essa centelha, tornamo-nos capazes de viver com mais plenitude, compreendendo que a salvação é, em última análise, um despertar para a verdade do que somos.

A proposta de Maria Madalena também se diferencia por enfatizar a integridade do ser humano. Em vez de dividir a existência entre corpo e espírito de maneira hierárquica, ela nos ensina que a compreensão de si mesmo passa pelo reconhecimento de ambos como partes de uma mesma realidade. A salvação, assim, é vista como um estado de harmonia onde o corpo não é desprezado, mas compreendido como uma manifestação do sagrado, um veículo através do qual a alma pode expressar seu propósito. Esse entendimento se alinha com tradições místicas que veem a vida material não como um fardo, mas como uma oportunidade para revelar o divino que está oculto em cada aspecto da existência.

Para muitos buscadores espirituais contemporâneos, a visão de Maria Madalena sobre o autoconhecimento como caminho para a salvação tem um apelo profundo, pois oferece uma alternativa às formas mais rígidas de religiosidade. Ela propõe uma espiritualidade que não se limita à obediência, mas que se desenvolve através da reflexão, da introspecção e da meditação. Esse caminho, que valoriza a jornada pessoal de cada indivíduo, permite uma conexão mais íntima e direta com o mistério divino. Ao explorar suas próprias profundezas, cada pessoa pode descobrir as respostas que procura, não fora, mas dentro de si mesma.

Além disso, a ênfase de Maria no autoconhecimento como um meio de alcançar a salvação nos lembra que o divino não é uma realidade distante, mas uma presença que pode ser encontrada no cotidiano, nas relações humanas, e até nos desafios que enfrentamos. Ao nos conhecermos verdadeiramente, somos capazes de reconhecer a presença de Deus em cada experiência, por mais simples que seja. Essa percepção transforma a vida em uma jornada sagrada, onde cada momento se torna uma oportunidade de crescimento espiritual.

A mensagem de Maria Madalena, nesse sentido, não é apenas uma proposta para o indivíduo, mas uma visão que pode impactar toda a comunidade de fé. Quando os grupos e as igrejas são chamados a valorizar o autoconhecimento e a introspecção, eles se abrem para uma forma de viver a espiritualidade que é mais compassiva e menos centrada no controle. Maria nos mostra que a verdadeira autoridade espiritual vem do entendimento profundo de si mesmo e da experiência direta com o divino, uma visão que questiona as hierarquias e propõe uma comunidade onde cada um pode ser um explorador dos mistérios de Deus.

O autoconhecimento, na filosofia de Maria Madalena, é também uma forma de resistência. É a capacidade de não ser governado pelas expectativas externas e de viver de acordo com a verdade que se descobre dentro de si. Essa resistência tem um caráter profundamente espiritual, pois desafia as forças que tentam aprisionar a alma em uma visão limitada de sua própria natureza. Maria nos lembra que, ao conhecer a verdade sobre quem somos, nos tornamos livres, e essa liberdade é a própria essência da salvação.

Assim, ao refletirmos sobre o caminho do autoconhecimento como proposto por Maria Madalena, somos desafiados a repensar nossas concepções de fé e espiritualidade. Ela nos convida a buscar um caminho que seja menos sobre seguir e mais sobre descobrir, menos sobre temer e mais sobre amar. E ao trilhar esse caminho, podemos perceber que a salvação é, antes de tudo, um convite para sermos plenamente humanos, para viver com coragem, compaixão e uma profunda conexão com o mistério que nos envolve e nos habita.

Esse convite à introspecção, à descoberta de uma verdade interior, continua a ressoar, especialmente em um mundo que muitas vezes busca respostas rápidas e certezas confortáveis. A mensagem de Maria Madalena nos ensina que as respostas mais profundas não estão nas fórmulas prontas, mas na jornada única que cada alma percorre em busca de si mesma. E ao aceitar essa jornada, cada um de nós pode descobrir que a salvação não é um destino distante, mas um processo contínuo de reencontro com a própria luz.

Capítulo 12
Espiritualidade Contemplativa

O Evangelho de Maria oferece uma abordagem única da espiritualidade, uma visão que se distancia da religiosidade dogmática e nos convida a uma experiência mais contemplativa do divino. Nesse evangelho, as palavras de Maria Madalena revelam uma maneira de se conectar com o mistério de Deus que vai além das práticas exteriores, destacando a importância do silêncio, da meditação e da busca interior. Essa perspectiva é profundamente enraizada na ideia de que o sagrado não é encontrado apenas nas palavras ou nas leis, mas na quietude da alma e na profunda escuta da verdade que habita dentro de cada ser.

Na essência do Evangelho de Maria, há um convite para um tipo de espiritualidade que privilegia a experiência direta com o divino, algo que só pode ser acessado através de uma introspecção cuidadosa. Maria ensina que é preciso afastar o ruído do mundo para ouvir a voz do espírito, que fala na tranquilidade dos corações que sabem esperar e buscar. Suas palavras refletem uma abordagem que se alinha a tradições místicas que valorizam o recolhimento e a meditação como caminhos para a revelação. A espiritualidade contemplativa de Maria Madalena, nesse sentido, não é uma fuga do mundo, mas uma forma de olhar para ele com uma visão mais clara e iluminada.

No Evangelho de Maria, encontramos trechos onde ela descreve suas visões, experiências de êxtase e momentos de profunda comunhão com o divino. Nesses relatos, o mistério do reino espiritual não é descrito em termos de doutrinas ou mandamentos, mas como um estado de consciência que transcende as limitações do pensamento racional. Maria nos fala sobre a alma que viaja através dos reinos do espírito, superando os poderes que tentam prender sua liberdade, até alcançar um estado de clareza e união com o eterno. Essas descrições sugerem que a verdadeira revelação se dá no espaço interior, em uma dimensão que só pode ser acessada por aqueles que têm coragem de mergulhar nas profundezas de sua própria consciência.

A espiritualidade contemplativa que Maria Madalena propõe desafia as práticas religiosas que enfatizam a ação externa como caminho para agradar a Deus. Em vez disso, ela nos convida a uma jornada interna, onde o mais importante é aprender a ouvir a sabedoria que emerge do silêncio. Essa forma de viver a fé lembra que a verdade espiritual não é algo que possa ser encontrado apenas nos livros ou nas palavras dos mestres, mas que cada pessoa pode acessá-la diretamente, desde que esteja disposta a silenciar suas próprias vozes internas e a ouvir com o coração.

A prática da contemplação, conforme sugerida por Maria, é uma forma de encontrar um equilíbrio entre o mundo material e o espiritual. Não se trata de abandonar as responsabilidades terrenas, mas de encará-las a partir de uma perspectiva mais profunda, onde cada momento, cada gesto e cada pensamento são vistos como oportunidades para se conectar com o divino. Essa visão se reflete em sua abordagem sobre o papel do corpo e da mente na experiência espiritual. Para Maria, a meditação e a reflexão não são apenas práticas isoladas, mas meios de transformar a própria percepção da realidade, tornando-nos mais sensíveis à presença do sagrado em todas as coisas.

A espiritualidade contemplativa de Maria Madalena também sugere uma relação diferente com a natureza e o cosmos. Em suas palavras, há uma percepção de que tudo o que existe é um reflexo do mistério divino, e que ao nos silenciarmos e nos abrirmos para a contemplação, podemos perceber a unidade que permeia todas as formas de vida. Essa visão se aproxima de uma espiritualidade ecológica, onde o mundo natural não é visto apenas como um cenário para a existência humana, mas como uma expressão viva do espírito. Maria nos ensina que ao contemplar a beleza do mundo, podemos encontrar uma porta para o conhecimento de Deus.

Para muitos, essa abordagem contemplativa traz uma sensação de liberdade, pois retira a necessidade de mediações e intercessores na busca pelo divino. Ao seguir o caminho proposto por Maria Madalena, cada pessoa se torna responsável por sua própria jornada, por seu próprio encontro com o mistério. Isso não significa que a comunidade e os ensinamentos dos outros não sejam importantes, mas que a revelação mais profunda é sempre pessoal, algo que acontece no espaço sagrado da alma em diálogo com o Criador. A prática da contemplação, assim, se torna um ato de coragem, onde se aceita o desafio de enfrentar as próprias dúvidas e de explorar os recantos mais profundos do ser.

A meditação, nesse contexto, é vista como uma forma de despertar, uma maneira de acalmar as tempestades internas e de permitir que a luz da verdade brilhe em meio às incertezas. Maria Madalena sugere que, ao meditar, nos conectamos a uma fonte de sabedoria que transcende as palavras e que nos revela o que realmente importa. Para ela, essa prática é uma forma de acessar um conhecimento que não pode ser ensinado por livros ou mestres, mas que é revelado diretamente pelo espírito. Esse conhecimento, ao contrário de muitas interpretações dogmáticas, não é rígido ou fixo, mas flexível e adaptável, mudando à medida que a alma cresce e se expande.

A espiritualidade contemplativa que emerge do Evangelho de Maria também desafia a forma como muitas vezes pensamos sobre a oração. Para Maria, a oração não é apenas uma súplica dirigida a um Deus distante, mas uma forma de estar presente, de abrir-se para a verdade que se encontra dentro e ao redor de nós. A oração contemplativa é um diálogo silencioso com o divino, onde as palavras se tornam secundárias e a experiência do mistério se torna primordial. Esse tipo de oração nos leva a um estado de comunhão, onde nos sentimos parte de algo maior e onde o sentido da vida se revela em sua simplicidade e profundidade.

Para aqueles que buscam uma forma de espiritualidade que valorize a experiência pessoal e que permita uma conexão mais íntima com o sagrado, os ensinamentos de Maria Madalena oferecem um caminho que ainda ressoa profundamente. Sua ênfase na contemplação e na meditação nos lembra que, em um mundo cheio de ruídos e distrações, é possível encontrar a paz e a sabedoria ao nos voltarmos para dentro. Ao seguir esse caminho, descobrimos que o divino não está distante, mas nos acompanha em cada passo, esperando apenas que façamos silêncio suficiente para ouvir sua voz.

Essa abordagem também tem implicações importantes para a forma como compreendemos a comunidade de fé. Em vez de ser um lugar onde todos seguem um único caminho, a espiritualidade contemplativa de Maria sugere uma comunidade de buscadores, onde cada um é livre para explorar e compartilhar suas descobertas. É uma visão de fé que valoriza a diversidade de experiências e que reconhece que o mistério divino se manifesta de maneiras diferentes para cada pessoa. Através da prática da contemplação, cada membro da comunidade é encorajado a descobrir sua própria conexão com Deus, enriquecendo a vida espiritual de todos.

Assim, ao explorarmos o Evangelho de Maria e sua visão de uma espiritualidade contemplativa, somos chamados a redescobrir a beleza da simplicidade e a profundidade do silêncio. Maria Madalena nos oferece um caminho que é, ao mesmo tempo, desafiador e transformador, um caminho que nos convida a desacelerar, a nos abrir para o mistério e a permitir que a luz interior nos guie. E ao aceitarmos esse convite, podemos descobrir que a verdadeira revelação não está apenas nas palavras ou nos rituais, mas na experiência direta do divino, que se revela na quietude de uma alma em paz.

A espiritualidade de Maria Madalena, como revelada em seu evangelho e em outros textos apócrifos, propõe não apenas uma forma de pensar sobre o divino, mas também um conjunto de práticas que buscam transformar a relação do indivíduo com sua própria alma e com o mundo ao seu redor. Entre essas práticas, a meditação e a reflexão ganham destaque como formas de alcançar a verdadeira conexão com o mistério espiritual. Neste capítulo, exploramos como essas práticas podem ser aplicadas na vida contemporânea, oferecendo um caminho para aqueles que buscam um encontro mais íntimo com o sagrado e um entendimento mais profundo de si mesmos.

Maria Madalena ensina que a meditação é a arte de aquietar a mente para que possamos ouvir a voz do espírito. Em um dos trechos preservados do Evangelho de Maria, ela descreve a importância de acalmar as preocupações do dia a dia para que a verdade interior possa emergir. Esse silêncio interior é o solo fértil onde as revelações espirituais podem florescer. A meditação, então, não é vista como uma fuga do mundo, mas como uma forma de abraçá-lo a partir de um lugar de serenidade e clareza, permitindo que cada experiência se revele como uma oportunidade de crescimento.

Para Maria, a prática da meditação é uma jornada de retorno ao centro do ser. Ela sugere que, ao nos voltarmos para dentro e silenciarmos as vozes que ecoam em nossa mente, podemos nos conectar com uma dimensão de nossa própria existência que é eterna e imutável. Esse processo de autoconhecimento profundo nos coloca em contato com a fonte do divino, que não é uma presença externa, mas uma chama que arde em cada coração. A meditação, portanto, se torna uma forma de cultivar essa chama, de nos lembrarmos de que somos mais do que nossos pensamentos, emoções e corpos, e que, em nosso interior, carregamos a essência da própria divindade.

A prática da meditação ensinada por Maria Madalena pode ser adaptada para a vida moderna de muitas formas. Em um mundo repleto de distrações e ruídos, reservar momentos de silêncio e introspecção é uma forma de resistir à superficialidade que nos cerca. Esses momentos podem ser simples, como sentar-se em um espaço tranquilo, fechar os olhos e focar na respiração, permitindo que cada inspiração e expiração nos conduza a um estado de presença. Maria nos convida a usar a respiração como um fio que nos conecta à eternidade, um lembrete de que, a cada instante, somos sustentados pelo sopro da vida.

A meditação, porém, não precisa ser limitada a uma prática formal. Maria Madalena sugere que a reflexão profunda sobre as experiências diárias também é um caminho para a descoberta espiritual. Em vez de simplesmente reagir aos acontecimentos, ela nos convida a observar nossos sentimentos e pensamentos, a questionar nossas reações e a buscar o aprendizado que cada situação nos oferece. Essa prática de reflexão é uma forma de transformar os desafios da vida em oportunidades de crescimento, onde cada dificuldade pode ser vista como um espelho que revela algo sobre nossa própria alma.

Ao praticar essa forma de reflexão, aprendemos a identificar os padrões de pensamento e emoção que nos mantêm presos às ilusões do mundo material. Maria nos mostra que a verdadeira liberdade começa quando nos tornamos conscientes de como nossas crenças e medos nos influenciam, e que é através dessa consciência que podemos escolher um novo caminho. A reflexão, nesse sentido, é uma prática de autoconhecimento que nos ajuda a superar as limitações impostas por nossa própria mente e a nos abrir para a sabedoria que reside em nossa essência.

Para muitos, essa abordagem pode parecer desafiadora, pois exige coragem para olhar para dentro e enfrentar as sombras que habitam nosso interior. No entanto, Maria Madalena nos lembra que a luz só pode ser encontrada quando nos dispomos a atravessar a escuridão. Ela nos ensina que, ao confrontarmos nossos medos e inseguranças, descobrimos a força que reside em nossa alma e que nos permite enfrentar qualquer adversidade. Essa prática de autoconfronto é, em última análise, uma forma de amor por nós mesmos, uma disposição de nos aceitar como somos para que possamos nos transformar.

A meditação e a reflexão também são formas de cultivar a compaixão, tanto por nós mesmos quanto pelos outros. Maria Madalena nos lembra que, ao compreendermos a nossa própria vulnerabilidade e fragilidade, nos tornamos mais capazes de compreender as dores e lutas dos que nos cercam. Essa compreensão nos leva a uma compaixão que é ativa, que se manifesta em gestos de cuidado e de acolhimento. A meditação nos ensina a ser gentis conosco, e a reflexão nos mostra como essa gentileza pode ser estendida ao mundo.

Na vida cotidiana, essas práticas podem ser integradas de maneiras simples e transformadoras. A meditação pode ser uma pausa breve entre as atividades, um momento para reconectar-se com o que é essencial antes de tomar uma decisão importante. A reflexão pode ser uma prática noturna, onde revisitamos os acontecimentos do dia e perguntamos a nós mesmos o que podemos aprender com cada experiência. Maria nos sugere que, ao fazermos dessas práticas um hábito, transformamos nossa própria vida em um campo de aprendizado contínuo, onde cada momento é uma oportunidade para nos aproximarmos do divino.

Além de ser uma prática individual, a meditação e a reflexão também podem ser compartilhadas em comunidade, criando espaços onde as pessoas se reúnem para buscar o silêncio e a sabedoria juntas. Essa prática de meditação em grupo pode fortalecer os laços entre os participantes, criando uma sensação de união que vai além das palavras. Maria Madalena nos lembra que, quando duas ou mais pessoas se reúnem com o propósito de buscar a verdade, uma força maior se manifesta, e o próprio Cristo se faz presente nesse encontro.

A espiritualidade de Maria Madalena, ao valorizar a meditação e a reflexão, nos oferece uma forma de viver a fé que é ao mesmo tempo simples e profunda. Ela nos convida a desacelerar, a nos abrir para o mistério que habita em nós e a encontrar, na quietude de nossos próprios pensamentos, a presença de um amor que transcende toda compreensão. Ao integrar essas práticas em nossa rotina, descobrimos que o divino não está distante, mas que nos acompanha em cada passo, esperando apenas que façamos silêncio para que Ele possa falar.

Essa abordagem nos ensina que a vida espiritual não precisa ser uma busca desesperada por respostas, mas um processo sereno de aceitação e descoberta. Ao meditarmos e refletirmos, nos tornamos capazes de abraçar as incertezas e os misteries da existência, reconhecendo que nem tudo precisa ser compreendido, mas que tudo pode ser vivido com um coração aberto. E ao seguirmos esse caminho, Maria Madalena nos guia para um encontro com o que há de mais verdadeiro em nós mesmos, um encontro que é, em si, uma forma de salvação.

Capítulo 13
Anjos e o Mundo Espiritual

Maria Madalena, em sua jornada espiritual, desenvolveu uma relação profunda e misteriosa com o mundo espiritual, especialmente com as presenças angélicas. No Evangelho de Maria e em outros textos apócrifos, ela surge como uma figura que possui uma percepção única dos reinos invisíveis, revelando visões que transcendem o entendimento material da realidade. Essa relação com os anjos e outras entidades espirituais não apenas ilumina o papel de Maria como uma mediadora entre o visível e o invisível, mas também reflete sua habilidade de guiar os outros em suas próprias buscas por conexão espiritual.

O Evangelho de Maria nos oferece um vislumbre dessa relação ao descrever passagens onde Maria fala das visões que recebeu, incluindo suas experiências com seres que pertencem a um plano mais elevado. Ela descreve encontros com "Poderes", que podem ser interpretados como manifestações de forças espirituais ou como intermediários entre o mundo terreno e o divino. Esses relatos revelam que Maria não se limitava à visão tradicional dos apóstolos, mas era capaz de se comunicar com realidades além do alcance dos sentidos comuns, explorando dimensões que outros não podiam alcançar.

Essa conexão de Maria com o mundo espiritual também sugere que ela via os anjos não apenas como mensageiros, mas como guias que auxiliavam a alma em sua jornada de ascensão. Em suas visões, os anjos aparecem como seres que ajudam a alma a superar os desafios impostos pelas forças do mundo material, permitindo que ela se aproxime do conhecimento verdadeiro e da união com o divino. Essa interação sugere que, para Maria, o caminho espiritual é acompanhado por presenças invisíveis que sustentam e orientam aqueles que buscam a verdade.

Os anjos, na visão de Maria, são guardiões e professores. Eles não são apenas figuras distantes que trazem mensagens de um céu distante, mas presenças íntimas que participam ativamente do crescimento espiritual do indivíduo. Maria descreve, em algumas de suas visões, a forma como a alma é guiada por essas entidades através de diferentes planos de existência, enfrentando e superando os obstáculos que se apresentam. Esses desafios são descritos como provações espirituais que testam a compreensão da alma sobre sua própria natureza e sobre a verdadeira realidade que a cerca.

Essa visão de Maria sobre os anjos como guias da alma ressoa com muitas tradições místicas e esotéricas que veem o mundo espiritual como um campo habitado por seres que ajudam a alma em sua evolução. No entanto, o que torna o entendimento de Maria único é a sua abordagem pessoal e direta, onde ela não depende de intermediários para acessar essas dimensões, mas confia em sua própria conexão com o divino. Em suas visões, Maria é apresentada como alguém que, por meio de sua pureza e devoção, consegue transcender as limitações do mundo físico e acessar esses reinos de sabedoria espiritual.

A relação de Maria com os anjos e o mundo espiritual também nos oferece uma visão sobre como ela compreendia o papel da alma na existência. Para Maria, a alma não é algo preso ao corpo, mas uma viajante que tem o potencial de se conectar com as mais altas esferas de luz. Ela nos lembra que, ao cultivarmos uma vida de introspecção e meditação, podemos nos abrir para receber orientações e inspirações que vêm desses reinos espirituais. Essas mensagens são muitas vezes sutis, aparecendo como intuições ou insights que nos ajudam a encontrar o caminho certo em momentos de incerteza.

Os textos que mencionam as visões de Maria também destacam a importância do desapego dos medos que nos prendem ao mundo material. Em uma de suas revelações, Maria descreve como a alma é desafiada por diferentes forças que tentam afastá-la do conhecimento verdadeiro. Os anjos, nessa visão, são aqueles que ajudam a alma a lembrar-se de sua origem divina, sussurrando verdades que nos libertam das ilusões. Maria ensina que, ao nos abrirmos para essas influências benéficas, podemos superar as limitações impostas pelos sentidos e pela mente e, assim, nos aproximarmos de uma compreensão mais ampla do mistério da existência.

A interação de Maria com os anjos também nos oferece uma perspectiva sobre a importância da humildade na jornada espiritual. Maria, ao descrever suas visões, não se coloca acima dos outros discípulos, mas se apresenta como alguém que recebeu a graça de vislumbrar uma realidade maior, com a responsabilidade de compartilhar o que viu. Ela nos ensina que, ao aceitarmos a orientação dos seres espirituais com um coração humilde e aberto, nos tornamos mais receptivos às verdades que eles trazem. Esse relacionamento de confiança e entrega é fundamental para acessar o conhecimento que os anjos guardam.

Além disso, os relatos de Maria sobre os reinos espirituais nos desafiam a repensar a natureza da realidade. Ela nos lembra que o mundo visível é apenas uma camada de um universo muito mais vasto, onde forças invisíveis influenciam nossas vidas e nos conectam a uma teia de existência que vai além da nossa compreensão. Essa perspectiva sugere que a vida não se limita ao que podemos ver ou tocar, mas é permeada por um mistério que pode ser explorado através da experiência espiritual. Maria nos convida a nos aventurarmos nessa exploração, guiados pela certeza de que não estamos sozinhos em nossa jornada.

Na vida cotidiana, essa visão de Maria sobre os anjos e o mundo espiritual pode ser aplicada ao cultivo de uma sensibilidade para o invisível, uma abertura para os sinais e sincronicidades que nos cercam. Maria sugere que, ao prestarmos atenção aos pequenos sinais do universo, aos sonhos e aos momentos de intuição, podemos perceber as orientações que nos são oferecidas pelo mundo espiritual. É uma forma de viver que valoriza a presença do mistério em cada momento e que nos lembra que, mesmo nos tempos de dificuldade, há uma força maior que nos acompanha e nos guia.

A relação de Maria Madalena com os anjos e o mundo espiritual é, portanto, um convite a mergulharmos no desconhecido com coragem e confiança. Ela nos mostra que a vida espiritual não é apenas sobre seguir regras, mas sobre abrir-se para a experiência direta do sagrado, para os encontros com o invisível que podem transformar nossa maneira de ser e de compreender a vida. E ao aceitarmos esse convite, descobrimos que os anjos e os reinos espirituais não são apenas mitos, mas realidades vivas que podem nos inspirar e nos guiar na busca pelo conhecimento de nós mesmos e do divino.

Esse entendimento nos ensina que a jornada da alma é acompanhada por presenças benevolentes que, como faróis, iluminam os caminhos que devemos trilhar. Maria Madalena nos lembra que, ao nos conectarmos com esses guias espirituais, encontramos um apoio que nos fortalece e nos ajuda a manter a direção, mesmo em meio às tempestades da vida. E assim, a partir de sua experiência com os anjos e o mundo espiritual, Maria nos oferece uma visão de esperança, uma certeza de que nunca estamos verdadeiramente sozinhos, mas sempre acompanhados por aqueles que nos ajudam a encontrar o caminho de volta para a luz.

A dimensão mística do Evangelho de Maria Madalena revela uma visão dos reinos celestiais que vai além dos ensinamentos mais comuns dos evangelhos canônicos. Maria, com sua percepção única e capacidade de acessar os mistérios ocultos, nos oferece um vislumbre de um universo que não se limita ao mundo físico, mas que se desdobra em diferentes níveis de existência espiritual. Em seus relatos, Maria descreve uma realidade que se desvela àqueles que estão dispostos a buscar além das aparências e que possuem a coragem de adentrar os mistérios mais profundos do espírito.

No Evangelho de Maria e em outras tradições gnósticas, os reinos celestiais são descritos como etapas que a alma deve atravessar em sua jornada de retorno ao divino. Essas etapas não são apenas espaços físicos, mas estados de consciência que refletem o grau de compreensão e libertação espiritual que a alma alcançou. Cada reino é um desafio a ser superado, uma lição a ser aprendida, que testa a capacidade da alma de desapegar-se das ilusões e de reconhecer a verdade que habita em seu próprio ser. Maria, ao compartilhar suas visões, nos oferece um mapa desse caminho espiritual, onde os reinos celestiais representam diferentes níveis de aproximação ao conhecimento do divino.

As visões de Maria sobre os reinos celestiais falam de um caminho que é tanto interno quanto cósmico. Ela descreve a alma se movendo através de diferentes esferas de luz, onde encontra presenças e entidades que questionam sua pureza e entendimento. Essas esferas podem ser compreendidas como metáforas para os diferentes estados mentais e emocionais que a alma deve transcender para alcançar a iluminação. Maria sugere que, para cada camada superada, a alma se torna mais leve, mais consciente de sua verdadeira natureza, e mais próxima do que ela chama de "Reino da Plenitude", um estado de unidade com o Todo.

A tradição gnóstica, que influencia os escritos atribuídos a Maria, apresenta uma visão dos reinos celestiais que se afasta da concepção de céu e inferno como destinos fixos e imutáveis. Em vez disso, os reinos são vistos como estágios de desenvolvimento espiritual, onde cada alma é chamada a despertar para uma realidade mais ampla. Maria nos ensina que a verdadeira ascensão não é um evento que acontece após a morte, mas um processo contínuo de elevação da consciência, que começa aqui e agora, na forma como vivemos e nos relacionamos com o mundo e com o sagrado.

Em uma das passagens mais enigmáticas de seus ensinamentos, Maria fala sobre a luta da alma para superar as "Potestades", forças que tentam impedir sua ascensão. Esses poderes são descritos como energias de apego ao mundo material, ao medo, ao orgulho e à ignorância. Para Maria, essas forças são parte do teste que cada alma deve enfrentar em sua jornada. Ela descreve como os reinos celestiais são, de certo modo, guardados por essas presenças, que precisam ser compreendidas e transcendidas para que a alma possa avançar. Esse processo de enfrentamento e superação é parte essencial do caminho místico que Maria delineia.

A visão de Maria sobre os reinos celestiais também revela uma compreensão de Deus que é mais vasta do que as categorias comuns. Para ela, o divino não está limitado a um trono em um céu distante, mas permeia todos os níveis de existência, revelando-se de maneiras diferentes conforme a alma se eleva em sua jornada. Cada reino que a alma atravessa é uma manifestação do divino, um reflexo de um aspecto da infinita sabedoria e amor de Deus. Ao acessar esses níveis, a alma não apenas se aproxima de Deus, mas começa a perceber que a essência divina já estava presente em seu próprio ser desde o início.

Essa percepção é, para Maria, a chave para a verdadeira libertação. Ao perceber que o divino está presente em todas as coisas e que cada estágio de sua jornada é uma revelação dessa presença, a alma se liberta das amarras do medo e da separação. Maria nos lembra que, mesmo em meio às dificuldades do mundo material, os reinos celestiais estão acessíveis para aqueles que sabem buscar o silêncio e a introspecção. Ela nos ensina que a verdadeira conexão com esses reinos não é algo que se conquista com esforço físico, mas com a abertura do coração e a disposição de se entregar ao mistério.

Para muitos dos seguidores de Maria e para os que vieram depois, sua visão dos reinos celestiais foi uma fonte de inspiração e um convite a explorar dimensões espirituais que transcendiam as fronteiras da religião institucionalizada. Sua abordagem mística atrai aqueles que sentem que o mundo visível não esgota a realidade, mas que há um universo espiritual esperando para ser descoberto por aqueles que se aventuram a olhar além das aparências. Maria oferece a todos os buscadores uma visão de um cosmos repleto de vida e de significado, onde cada experiência, cada encontro, é uma oportunidade de se aproximar dos mistérios do divino.

A profundidade mística das visões de Maria também desafia a maneira como entendemos a relação entre o céu e a terra. Em vez de ver esses reinos como lugares distantes e separados do mundo cotidiano, Maria nos convida a perceber que os reinos celestiais estão presentes em cada momento de comunhão com o divino. Quando meditamos, quando refletimos sobre nossas vidas, quando sentimos a presença do sagrado em um momento de beleza ou de amor, estamos tocando esses reinos. Para ela, a verdadeira experiência dos reinos celestiais é acessível a todos, e não apenas a alguns poucos eleitos.

Na prática diária, essa compreensão pode ser aplicada de forma simples. Maria nos sugere que cada momento de silêncio, cada momento de reflexão, é uma chance de acessar um pouco dessa realidade maior. Ela nos encoraja a buscar a profundidade em nossas experiências, a ver a beleza e a presença do divino em cada detalhe da vida. E ao fazermos isso, podemos começar a perceber que os reinos celestiais não são apenas um destino para a alma após a morte, mas uma dimensão que podemos tocar aqui e agora, no âmago de nossas próprias consciências.

Os ensinamentos de Maria Madalena sobre os reinos celestiais, então, nos lembram de que a jornada espiritual é uma exploração sem fim do mistério que nos cerca e nos habita. Ela nos oferece uma visão de um universo que é, ao mesmo tempo, vasto e íntimo, onde cada alma tem a oportunidade de se elevar e de descobrir a luz que brilha além das sombras. E ao seguir o caminho que Maria nos aponta, somos desafiados a nos tornar exploradores desse mistério, confiando que, mesmo nas noites mais escuras, há uma estrela que nos guia de volta para casa.

Capítulo 14
O Conselho aos Discípulos

Após a ascensão de Cristo, Maria Madalena assumiu um papel central no aconselhamento dos discípulos, oferecendo orientações que ecoavam os ensinamentos mais profundos de Jesus. A figura de Maria como conselheira e guia espiritual se destaca em seu evangelho, revelando uma liderança que desafiava as normas tradicionais de gênero e a estrutura de autoridade predominante entre os apóstolos. Essa liderança não se baseava em um poder hierárquico, mas em uma sabedoria espiritual que a tornava uma voz de discernimento e inspiração nos momentos de incerteza.

As cenas descritas no Evangelho de Maria capturam encontros íntimos entre Maria e os outros discípulos, em que ela é chamada a partilhar as revelações recebidas em suas visões. Em um desses momentos, após a partida de Jesus, os discípulos são consumidos pelo medo e pela dúvida quanto ao futuro de sua missão. É Maria quem se levanta e os consola, lembrando-lhes das palavras de Jesus e da promessa de uma presença espiritual contínua, mesmo em sua ausência física. Essa atitude de encorajamento revela um aspecto fundamental de sua liderança: a capacidade de inspirar coragem e fé mesmo nos momentos de maior tribulação.

Maria Madalena não se posiciona apenas como uma transmissora das mensagens de Jesus, mas também como uma intérprete da vontade divina, traduzindo os mistérios do espírito em orientações práticas para a comunidade. Sua autoridade advém de uma profunda conexão com o Cristo Ressuscitado, de quem ela recebeu ensinamentos que vão além das palavras e das instruções formais. Esse papel como líder espiritual, muitas vezes subestimado pela tradição posterior, é um testemunho de sua proximidade com os mistérios divinos e de sua habilidade de compreender as verdades espirituais em uma profundidade que poucos alcançavam.

Nos encontros relatados, Maria frequentemente se vê em oposição a uma visão mais rígida e dogmática representada por alguns apóstolos, em especial Pedro. A tensão entre a abordagem espiritual de Maria e a busca por uma estrutura organizada por parte de outros discípulos reflete um embate mais amplo sobre como a mensagem de Jesus deveria ser perpetuada. Maria acreditava que o ensinamento de Cristo era, em sua essência, um convite à experiência direta do divino, e não à obediência cega a regras. Ela defendia que a verdadeira fé era vivida no coração e que o Reino de Deus era um estado de consciência que poderia ser acessado por cada indivíduo.

Um dos momentos mais significativos desse papel de Maria como conselheira ocorre quando ela compartilha uma visão que teve, onde a alma, em sua jornada espiritual, é desafiada por diferentes forças que tentam impedi-la de alcançar a plenitude. A visão de Maria é uma metáfora para a própria jornada dos discípulos, que enfrentam dificuldades e perseguições no mundo terreno. Ao explicar essa visão, Maria não apenas oferece conforto, mas também um mapa para a superação das dificuldades espirituais. Ela ensina que cada desafio é uma oportunidade de crescimento e que o caminho para a luz passa pela superação dos medos que nos aprisionam.

Para Maria, a liderança espiritual era, acima de tudo, um serviço ao crescimento interior dos outros. Ela não buscava impor sua visão, mas ajudar cada um a encontrar sua própria conexão com o divino. Essa abordagem contrasta com a visão mais autoritária que se tornaria comum na tradição cristã posterior, onde a obediência às normas e à hierarquia se tornaria central. A liderança de Maria, por outro lado, era fluida e centrada no cuidado com a alma de cada um, um modelo que ressoava mais com as práticas das comunidades cristãs mais primitivas, onde o carisma e a sabedoria pessoal eram valorizados acima das estruturas formais.

As palavras de Maria Madalena aos discípulos também revelam uma profunda compreensão do sofrimento humano e da necessidade de empatia e compaixão na vida comunitária. Em momentos de desespero e de incerteza, ela lembrava aos discípulos que a mensagem de Cristo era uma mensagem de amor que transcende o medo. Sua liderança se manifesta, assim, em seu exemplo de firmeza e de ternura, em sua disposição de acolher as dúvidas dos outros e de guiá-los com paciência para além de suas próprias limitações. Para Maria, liderar era também compartilhar as vulnerabilidades e reconhecer que todos, em sua caminhada espiritual, estão em constante aprendizado.

Essa visão da liderança de Maria Madalena ressoa profundamente com os ideais de uma espiritualidade que valoriza a igualdade e a participação de todos os membros da comunidade. Sua abordagem desafia a tradição que, ao longo dos séculos, passou a centralizar a autoridade em figuras masculinas e a relegar as mulheres a papéis secundários. Maria se destaca como um exemplo de como a liderança pode ser exercida de maneira inclusiva e inspiradora, servindo como um modelo não apenas para a sua época, mas também para a nossa, em um tempo em que a busca por formas mais justas e equilibradas de organização espiritual é cada vez mais urgente.

A história de Maria Madalena aconselhando os discípulos após a ascensão de Cristo nos oferece uma reflexão sobre o que significa ser um guia espiritual. Maria nos lembra que a verdadeira liderança espiritual não busca controle, mas liberdade; não impõe, mas inspira. Ela nos mostra que ser um líder espiritual é estar disposto a ouvir, a acolher, a compartilhar, e, acima de tudo, a ser fiel à verdade que se conhece no fundo da alma. Em um mundo em que a espiritualidade muitas vezes se perde em estruturas rígidas e dogmas, Maria nos convida a retornar à simplicidade do encontro com o divino e ao cuidado genuíno com os outros.

A visão de Maria como líder e conselheira nos oferece, assim, uma perspectiva de um cristianismo que não tem medo de explorar os mistérios e que reconhece o valor da experiência pessoal com o sagrado. Ela nos ensina que cada ser humano é um potencial canal para a sabedoria divina, e que a tarefa dos líderes espirituais é ajudar os outros a encontrar essa chama em si mesmos. E ao seguir o exemplo de Maria, descobrimos que a liderança espiritual é, antes de tudo, uma forma de serviço, um compromisso de estar presente para os outros, de iluminar o caminho e de caminhar ao lado daqueles que buscam a luz.

A narrativa dos primeiros anos após a ascensão de Jesus revela um cenário de tensões e debates intensos entre os discípulos, onde o papel de Maria Madalena se torna um foco de controvérsia. Entre esses conflitos, destaca-se a relação entre Maria e Pedro, marcada por um embate contínuo sobre a natureza da liderança espiritual e os caminhos que o movimento cristão deveria seguir. As diferenças entre ambos não se limitavam apenas ao reconhecimento de Maria como líder, mas envolviam questões mais profundas sobre a essência dos ensinamentos de Jesus e sobre quem tinha a autoridade de interpretá-los.

Pedro, frequentemente visto como o líder natural entre os discípulos devido à sua proximidade com Jesus e ao seu papel na Igreja nascente, encarava com desconfiança a autoridade de Maria. Ele parecia se ressentir de seu papel como conselheira e portadora de visões espirituais, algo que, em sua perspectiva, desafiava as normas estabelecidas e colocava em xeque a estrutura que ele buscava consolidar. Esse sentimento de descrença em relação a Maria não era apenas uma disputa de poder, mas também refletia uma tensão entre a visão mística e intuitiva de Maria e a busca de Pedro por uma abordagem mais institucionalizada do cristianismo.

No Evangelho de Maria, essa tensão é claramente exposta quando, após Maria compartilhar uma de suas visões, Pedro expressa sua incredulidade, questionando por que ela teria recebido revelações que não foram confiadas a ele ou aos outros apóstolos. Ele questiona se realmente Jesus teria escolhido falar coisas ocultas a Maria e não aos seus apóstolos homens. Este momento encapsula o conflito entre um modelo de liderança baseado na experiência direta do divino, como o de Maria, e uma visão que buscava se fundamentar em uma hierarquia rígida e nas tradições emergentes da comunidade.

A resposta de Maria à resistência de Pedro é de notável serenidade e força espiritual. Ela não se coloca como rival ou busca se impor, mas reafirma seu compromisso com a verdade que experimentou. Maria, em sua postura humilde, convida os outros discípulos a olharem além dos preconceitos, desafiando-os a aceitar que a experiência do sagrado não está limitada a determinadas figuras ou papéis estabelecidos. Sua liderança é marcada pelo desejo de compartilhar a profundidade de suas visões, não para obter poder, mas para servir ao bem maior da comunidade e manter vivo o espírito dos ensinamentos de Jesus.

Os outros discípulos, diante dessa tensão, são divididos entre a postura de Pedro e a espiritualidade de Maria. Levi, um dos discípulos, se destaca ao defender Maria, reconhecendo que a rejeição de Pedro parece ser mais motivada pelo ciúme e pelo desejo de manter o controle do que por uma genuína busca pela verdade. Esse apoio de Levi a Maria reflete que, mesmo entre os apóstolos, havia uma compreensão de que o caminho da fé precisava ser construído não apenas sobre estruturas rígidas, mas também sobre a abertura à sabedoria que surge do contato com o mistério divino.

A descrença de Pedro, portanto, não é um simples episódio de resistência, mas um símbolo de um conflito maior que iria moldar os rumos do cristianismo nos séculos seguintes. Esse embate entre Pedro e Maria Madalena representa a tensão entre uma espiritualidade mais institucional, que busca se estabelecer em estruturas e dogmas, e uma espiritualidade mais livre e aberta ao mistério, que valoriza a experiência direta e o conhecimento interior. As divergências entre eles antecipam as transformações que levariam à formação de uma Igreja organizada, mas que também deixariam à margem visões como as de Maria, que poderiam ter levado a um cristianismo mais inclusivo e místico.

Esse conflito nos leva a refletir sobre o que significa ter autoridade no âmbito espiritual. Para Pedro, a autoridade era conferida por uma espécie de sucessão e pelo compromisso com a missão pública de Jesus. Para Maria, a verdadeira autoridade vinha de uma conexão íntima e direta com o divino, de uma compreensão profunda das mensagens de amor e de perdão que ela tinha aprendido com Cristo. Sua postura nos ensina que a liderança espiritual não depende apenas de títulos, mas da capacidade de inspirar os outros a encontrarem o caminho para a verdade dentro de si.

Pedro, ao desafiar a legitimidade de Maria, reflete também os dilemas de um movimento que estava tentando encontrar sua identidade em meio a um mundo hostil e em transformação. A ênfase de Pedro em uma estrutura rígida pode ser vista como uma tentativa de dar estabilidade a um movimento nascente que precisava de organização para sobreviver. No entanto, ao fazer isso, ele corria o risco de perder a essência mais mística e transformadora dos ensinamentos de Jesus, que Maria buscava manter viva. Esse embate entre segurança e liberdade, entre ordem e mistério, é um tema que continua a ressoar nas comunidades espirituais até os dias de hoje.

A rejeição de Maria por parte de Pedro nos convida a pensar sobre quantas vezes, ao longo da história, visões alternativas e vozes divergentes foram silenciadas em nome da uniformidade e da segurança. Maria Madalena representa todos aqueles que, ao longo dos séculos, se mantiveram fiéis a uma visão do divino que transcende as convenções e que desafia as limitações impostas pelas instituições humanas. Sua história é um lembrete de que o caminho espiritual muitas vezes exige coragem para manter a própria integridade, mesmo diante da descrença dos que detêm o poder.

Ao analisarmos esse embate entre Maria e Pedro, também encontramos um convite à reconciliação. Maria não via seu papel em oposição ao de Pedro, mas como uma contribuição complementar. Sua postura revela que a verdadeira força de uma comunidade espiritual está na diversidade de perspectivas e na abertura para ouvir as revelações que vêm de diferentes corações. Maria Madalena nos ensina que, em vez de temer as diferenças, devemos abraçá-las como expressões do mistério maior que todos buscamos compreender.

Em última análise, a história do desafio à liderança de Maria Madalena nos mostra que a busca pelo entendimento espiritual é um processo dinâmico, marcado por tensões e debates, mas também por momentos de profunda revelação e crescimento. A resistência de Pedro, embora tenha trazido desafios para Maria, também serviu como um catalisador para que ela afirmasse sua voz e sua missão de maneira ainda mais clara. E ao olharmos para essa história hoje, somos lembrados de que a espiritualidade autêntica não teme os conflitos, mas os encara como oportunidades para uma compreensão mais profunda do caminho que nos leva ao divino.

Capítulo 15
Mulheres nos Textos Apócrifos

Os textos apócrifos, muitas vezes esquecidos ou deliberadamente excluídos do cânone oficial da Igreja, oferecem um retrato diverso e complexo da participação das mulheres nas primeiras comunidades cristãs. Neles, vislumbramos figuras femininas que, como Maria Madalena, desempenharam papéis fundamentais na difusão dos ensinamentos de Jesus, na interpretação das escrituras e na orientação espiritual dos primeiros seguidores. Estes escritos, ao contrário dos evangelhos canônicos, revelam uma tradição onde as mulheres possuíam vozes e lideranças ativas, muitas vezes em igual posição aos apóstolos homens.

O Evangelho de Maria, uma das mais conhecidas obras apócrifas, ilustra a importância de Maria Madalena como uma líder espiritual e como uma das principais transmissoras dos ensinamentos de Jesus. Nesse texto, Maria é retratada não apenas como uma testemunha da ressurreição, mas como uma discípula íntima que recebeu revelações profundas diretamente de Jesus. Sua relação com o mestre é marcada por uma confiança mútua e uma percepção espiritual que a diferencia, elevando-a à posição de uma mentora para os demais discípulos após a partida de Cristo. Contudo, não é somente Maria que se destaca entre os textos apócrifos.

Outras mulheres, como Salomé, Marta e a própria mãe de Jesus, Maria, aparecem com papéis significativos em evangelhos como o de Tomé e o de Felipe, que trazem à tona uma narrativa onde a sabedoria e a intuição feminina são reconhecidas como aspectos essenciais para a compreensão do mistério divino. Salomé, por exemplo, é descrita no Evangelho de Tomé como alguém que busca compreender a natureza de Jesus, questionando-o e recebendo dele respostas que convidam à reflexão e ao autoconhecimento. Essas interações ressaltam que as mulheres não eram apenas ouvintes passivas, mas interlocutoras e buscadoras de entendimento, participando ativamente do desenvolvimento teológico da época.

A presença das mulheres nos textos gnósticos, como o Pistis Sophia e o Evangelho de Felipe, destaca um universo onde o feminino não é apenas acolhido, mas exaltado como uma expressão do divino. O feminino, nesses escritos, é frequentemente associado ao aspecto de sabedoria, sendo representado como uma força essencial para o equilíbrio espiritual. A própria figura de Sophia, que simboliza a sabedoria divina, é central na cosmologia gnóstica, e muitas vezes é associada a uma busca pela iluminação que ultrapassa as barreiras do mundo material. Isso coloca as mulheres em uma posição de guardiãs dos mistérios e das verdades que transcendem a literalidade dos textos sagrados.

A importância dessas figuras femininas e de suas histórias nos textos apócrifos sugere que, nas primeiras comunidades cristãs, havia uma diversidade de interpretações e práticas que ainda não haviam sido unificadas em uma única doutrina. Essa pluralidade permitia que as mulheres assumissem papéis de liderança, fossem reconhecidas como profetisas e místicas, e contribuíssem para a compreensão do divino de maneiras que mais tarde seriam suprimidas pela institucionalização do cristianismo. Nesse contexto, Maria Madalena surge como um símbolo de um tempo em que as barreiras de gênero não limitavam a capacidade de transmitir a mensagem de Cristo.

Por outro lado, a marginalização desses textos e de suas narrativas femininas pela Igreja nascente indica um movimento consciente de padronização da fé que buscava silenciar as vozes que poderiam representar uma ameaça à estrutura hierárquica em formação. As decisões dos concílios, que definiram o que seria considerado "ortodoxo" e "herético", também foram um reflexo da necessidade de uniformidade e de controle sobre as interpretações da mensagem cristã. Assim, a exclusão dos textos apócrifos, em especial aqueles que exaltavam o papel das mulheres, pode ser vista como uma forma de consolidar uma visão de mundo onde o masculino dominava a esfera espiritual e institucional.

Entretanto, a tradição apócrifa não foi completamente apagada. Ela sobreviveu nas margens, nas comunidades gnósticas e em tradições esotéricas que atravessaram os séculos, chegando até os dias de hoje como testemunho de uma história que poderia ter sido diferente. Esses escritos oferecem uma janela para um cristianismo alternativo, um cristianismo onde as mulheres não eram apenas auxiliadoras, mas protagonistas no processo de revelação e na prática do amor divino. A figura de Maria Madalena, com seu evangelho e suas visões, é uma das pontes que nos conecta a esse passado esquecido.

O estudo dos papéis femininos nos textos apócrifos nos lembra que o cristianismo primitivo era mais dinâmico e multifacetado do que a história oficial muitas vezes sugere. Os relatos desses escritos revelam um movimento que estava em constante diálogo com diversas tradições espirituais da época, incluindo as correntes místicas e filosóficas do Oriente Médio e do Mediterrâneo. Nesse contexto, as mulheres que desempenhavam papéis de liderança eram vistas como portadoras de uma sabedoria que se manifestava de maneira especial através de sua conexão intuitiva com o divino, uma sabedoria que desafiava as convenções da sociedade patriarcal.

Ao recuperarmos essas histórias e explorarmos o papel das mulheres nos textos apócrifos, reavivamos também o potencial transformador que essas narrativas carregam. Elas nos convidam a reimaginar o cristianismo como uma tradição que, em seu início, foi capaz de incluir e valorizar a diversidade de experiências e perspectivas. A presença de figuras como Maria Madalena, Salomé e outras nos textos apócrifos nos mostra que a busca pelo sagrado nunca foi monopólio de um gênero ou de uma classe de indivíduos, mas sempre foi uma jornada aberta a todos aqueles que ousaram buscar.

Esse resgate dos papéis femininos nos escritos antigos nos oferece a possibilidade de criar um diálogo com as questões contemporâneas sobre igualdade de gênero e justiça espiritual. Ao olhar para essas mulheres do passado, reconhecemos que elas já antecipavam muitos dos questionamentos que ainda hoje ressoam em nossas comunidades e em nossas buscas por uma espiritualidade mais inclusiva e autêntica. Elas nos lembram que, em sua essência, o caminho espiritual é um caminho de liberdade e de descoberta, onde cada voz, cada experiência, pode trazer uma nova compreensão do mistério divino.

Assim, a leitura dos textos apócrifos não é apenas uma exploração acadêmica, mas um ato de resgate de memórias e de possibilidades que nos foram negadas por séculos. Maria Madalena e as outras mulheres que habitam essas páginas esquecidas são testemunhas de uma história alternativa, uma história onde a busca pelo divino não tinha gênero, onde cada um era livre para explorar as profundezas da própria alma. Ao nos reconectarmos com esses relatos, somos convidados a abrir os nossos corações para novas formas de entender e viver a espiritualidade, inspirados pelo exemplo dessas mulheres que, em tempos antigos, se tornaram luz em meio à escuridão do esquecimento.

A conexão entre Maria Madalena e o movimento gnóstico revela uma faceta profundamente mística e esotérica do cristianismo primitivo, que difere significativamente das interpretações ortodoxas que mais tarde se consolidariam. Os textos gnósticos, que surgiram como parte de um movimento que valorizava o conhecimento direto e a experiência íntima do divino, apresentam Maria Madalena como uma figura central no processo de transmissão das verdades espirituais, especialmente no que tange ao autoconhecimento e à libertação da alma.

O movimento gnóstico, que floresceu nos primeiros séculos da era cristã, buscava compreender a natureza do cosmos, do ser humano e do divino a partir de uma visão mais profunda e menos literal das escrituras. Para os gnósticos, o mundo material era frequentemente visto como uma ilusão ou como uma criação imperfeita, e o papel de figuras iluminadas como Maria Madalena era o de guiar os buscadores na jornada de retorno à plenitude espiritual, à "gnose" – o conhecimento superior que liberta a alma dos grilhões da matéria.

Nos evangelhos gnósticos, como o Evangelho de Felipe e o Evangelho de Maria, Maria Madalena é retratada não apenas como uma discípula de Jesus, mas como alguém que compreende os mistérios espirituais de forma mais profunda do que muitos dos outros apóstolos. Em algumas dessas passagens, ela é descrita como "a amada de Jesus" ou "aquela que conhece o todo", sugerindo que sua relação com Cristo transcendia a compreensão tradicional e alcançava um nível de intimidade espiritual que lhe permitia compreender as verdades escondidas da criação.

O Evangelho de Felipe, por exemplo, apresenta Maria Madalena como uma figura próxima de Jesus, sendo ela a quem ele "amava mais que todos os discípulos" e a quem ele "beijava frequentemente na boca". Embora essas descrições possam ser interpretadas de maneira literal, os gnósticos entendiam tais imagens como metáforas da transmissão do conhecimento divino. O beijo era um símbolo da transmissão do sopro de vida e do espírito, representando a partilha de um entendimento profundo entre mestre e discípulo. Nesse sentido, Maria Madalena era a portadora de uma sabedoria que ia além do que os apóstolos tradicionais estavam preparados para receber.

A relação de Maria Madalena com os ensinamentos gnósticos também se reflete em sua visão do papel da alma e da importância do autoconhecimento. Para os gnósticos, a salvação não era um evento externo, mas uma jornada interna, onde cada indivíduo precisava reconhecer a luz divina que habita dentro de si. Maria, como uma guia espiritual, ensinava que a verdadeira liberdade vinha de reconhecer essa centelha divina interior e de se desvencilhar das ilusões que o mundo material impunha. Sua mensagem era um convite à introspecção e à superação dos medos que mantêm a alma aprisionada.

O papel de Maria Madalena nos círculos gnósticos destaca também a dimensão feminina da espiritualidade, um aspecto que seria amplamente suprimido pelas tradições posteriores do cristianismo institucionalizado. No pensamento gnóstico, o feminino não era visto como inferior ou secundário, mas como uma parte essencial do equilíbrio cósmico. A própria figura de Sophia, a personificação da sabedoria divina, era reverenciada como uma manifestação do divino feminino, e Maria Madalena era frequentemente associada a essa sabedoria oculta, que revelava aos iniciados os segredos mais profundos do universo.

Esse destaque ao feminino na tradição gnóstica encontra eco nas palavras atribuídas a Maria nos textos apócrifos, onde ela encoraja os discípulos a buscarem a verdade dentro de si mesmos e a se libertarem das amarras do medo e da ignorância. Em suas visões, a jornada da alma é apresentada como uma travessia por diferentes planos de realidade, onde o conhecimento e a superação dos desafios interiores são essenciais para alcançar a iluminação. A sua liderança, nesse contexto, se dá através da orientação daqueles que estão dispostos a seguir um caminho de descoberta espiritual que não se limita às regras externas, mas que abraça a busca pelo conhecimento profundo e transformador.

A rejeição que Maria Madalena enfrenta por parte de figuras como Pedro nos textos gnósticos também reflete a tensão entre duas visões do cristianismo. Enquanto Maria representa uma abordagem que valoriza o mistério, a experiência mística e a inclusão do feminino como aspecto integral da experiência divina, Pedro e os seguidores de uma tradição mais institucionalizada buscavam uma forma de cristianismo que pudesse ser estabelecida como uma doutrina unificada, mais adequada para a sobrevivência em um mundo dominado pelo Império Romano e suas exigências. Essa tensão entre o místico e o institucional marcou o destino de muitos textos gnósticos e contribuiu para a marginalização de Maria como uma líder espiritual.

Ainda assim, a presença de Maria Madalena como uma figura central nos textos gnósticos é um testemunho de um cristianismo alternativo que valorizava a diversidade de vozes e que reconhecia a importância da experiência direta do divino. Ela é a guardiã de um caminho espiritual que enfatiza a autonomia do buscador e a importância de olhar para dentro de si para encontrar as respostas. Ao reconhecer o seu papel no contexto gnóstico, recuperamos também a visão de um cristianismo mais aberto às diferenças e à complexidade da experiência humana.

Nos dias de hoje, a redescoberta dos textos gnósticos e a revalorização da figura de Maria Madalena oferecem uma perspectiva enriquecedora para aqueles que buscam uma espiritualidade que vá além dos dogmas. Ela se torna um símbolo de resistência e de uma espiritualidade que não teme a profundidade dos mistérios e que reconhece a sabedoria presente em cada ser. Os ensinamentos de Maria no contexto gnóstico continuam a ressoar, especialmente para aqueles que sentem a necessidade de um reencontro com uma dimensão mais íntima e transformadora da fé.

Ao revisitar os aspectos gnósticos do pensamento de Maria Madalena, descobrimos não apenas uma líder espiritual que desafia as fronteiras do que é conhecido, mas também uma figura que nos inspira a buscar a verdade que se encontra para além das aparências, a ousar explorar os mistérios do espírito e a encontrar, em meio à escuridão, a luz que nos guia de volta para casa. A trajetória de Maria no seio do movimento gnóstico nos ensina que a verdadeira compreensão do divino é uma jornada de autoconhecimento e de reconexão com a essência que habita em cada um de nós, um caminho que ela trilhou e que continua a nos convidar a seguir.

Capítulo 16
A Redefinição de Pecado e Culpa

Nos fragmentos do Evangelho de Maria, encontramos uma interpretação do pecado que contrasta profundamente com as visões tradicionais predominantes nos textos canônicos e nas doutrinas desenvolvidas pela Igreja institucional. Para Maria Madalena, o pecado não se limita a um desvio moral, tampouco a um simples rompimento com regras divinas impostas. Ela vê o pecado de maneira mais profunda e complexa, associado à ignorância e ao distanciamento da verdadeira essência do ser, do conhecimento interior e da conexão direta com o divino.

Nos textos que compõem seu evangelho, Maria sugere que o pecado é, na verdade, uma forma de esquecimento. Esquecer a própria natureza espiritual e esquecer o conhecimento que nos conecta à origem divina leva o ser humano a se perder nas preocupações e nos sofrimentos do mundo material. É o afastamento da nossa verdadeira identidade espiritual que gera a sensação de separação, que por sua vez se manifesta em ações que ferem a harmonia com o todo. Assim, o pecado é um afastamento do autoconhecimento, uma desconexão com a luz interior que habita cada ser.

Essa visão de Maria contrasta diretamente com a doutrina da Igreja primitiva, que passava a enfatizar cada vez mais o pecado original e a necessidade de redenção externa por meio dos sacramentos. A interpretação dela se alinha mais às tradições místicas que existiam na mesma época e que buscavam compreender a redenção como um processo de despertar interior. O pecado, segundo Maria, não é um peso que nos define, mas uma barreira que pode ser superada através da busca pelo conhecimento da verdade.

No Evangelho de Maria, em uma passagem chave, Maria compartilha com os discípulos uma visão que lhe foi dada. Nessa visão, ela descreve a jornada da alma através de diferentes níveis de consciência, enfrentando poderes que representam as paixões e os medos que prendem a alma à ilusão do mundo material. Cada um desses níveis é descrito como um obstáculo que a alma deve superar, uma luta contra as forças do desejo e do esquecimento que obscurecem a percepção da realidade divina. Nesse processo, a alma deve confrontar suas próprias sombras, reconhecê-las e transcendê-las para reencontrar a luz de onde veio.

Ao apresentar o pecado como ignorância, Maria oferece uma visão que não coloca a culpa como um fim, mas sim como um ponto de partida para a transformação. A culpa, muitas vezes associada ao conceito tradicional de pecado, não tem lugar na perspectiva que Maria apresenta, porque ela entende que cada erro é uma manifestação dessa desconexão e que a reconciliação se dá através do retorno ao conhecimento da verdade. Para ela, o arrependimento verdadeiro não se trata de punição, mas de despertar para a realidade da unidade com o divino.

Esse pensamento pode ser visto como revolucionário, especialmente ao considerarmos o contexto de uma comunidade cristã que, gradualmente, se consolidava em torno de um sistema doutrinário que vinculava o pecado ao afastamento de uma moral externa e à necessidade de mediação através dos sacramentos. A proposta de Maria Madalena era um convite a olhar para dentro e encontrar o caminho de volta ao divino através da compreensão de quem somos verdadeiramente. E essa compreensão não poderia ser alcançada por meio de rituais ou cerimônias, mas sim por um processo íntimo e pessoal de autoconhecimento e de libertação das ilusões que nos mantêm presos ao sofrimento.

A resistência que Maria enfrentou de outros apóstolos, especialmente de figuras como Pedro, pode ser entendida em parte por essa diferença de visão. Enquanto Pedro buscava estabelecer uma Igreja com bases sólidas em normas e doutrinas que orientassem a prática da fé e definissem claramente o que era certo e errado, Maria representava uma abordagem mais fluida, onde a responsabilidade pela própria salvação repousava no indivíduo e em sua busca pessoal pela verdade. A ideia de que o pecado era algo que poderia ser superado por meio da introspecção e da compreensão interna, sem a necessidade de uma autoridade externa que o absolvesse, ameaçava a construção de uma hierarquia e de uma estrutura eclesiástica que começava a se formar.

Além disso, o enfoque de Maria na libertação da alma através do conhecimento dialoga com tradições gnósticas, que viam no conhecimento a chave para superar a prisão da matéria e alcançar a verdadeira liberdade espiritual. Para os gnósticos, o mundo físico era muitas vezes considerado uma criação imperfeita, e o conhecimento – ou gnose – era o que libertava a alma das limitações impostas pelo corpo e pelas estruturas materiais. Maria, ao desafiar as noções convencionais de pecado e redenção, se alinhava a essa corrente de pensamento, sugerindo que o que realmente aprisionava o ser humano não eram as regras transgredidas, mas a ignorância de sua própria natureza divina.

Essa visão de Maria Madalena também nos faz refletir sobre como as percepções de culpa e redenção moldaram o pensamento cristão ao longo dos séculos e sobre as consequências dessa abordagem para a experiência espiritual de cada pessoa. Enquanto o conceito de pecado carregado de culpa pode gerar um sentimento de constante inadequação e dependência de uma mediação externa para alcançar a graça, a visão de Maria propõe um caminho de empoderamento espiritual, onde cada um é capaz de trilhar sua jornada de retorno à luz.

O Evangelho de Maria é, assim, um convite à liberdade interior, à superação dos medos que nos afastam de quem realmente somos. Maria nos mostra que a verdadeira redenção está na coragem de olhar para dentro, de enfrentar as sombras que carregamos e de reconhecer que, apesar de nossas falhas, a luz que nos deu origem nunca nos abandonou. O pecado, para Maria, é um estado temporário, uma fase de esquecimento que pode ser transformada pelo conhecimento e pela consciência da própria essência divina.

Ao resgatarmos essa interpretação do pecado no Evangelho de Maria, encontramos uma mensagem que continua a reverberar na busca contemporânea por uma espiritualidade que vá além dos dogmas. A visão de Maria Madalena sobre a culpa e o pecado nos lembra que a jornada espiritual é um processo de descoberta, onde cada erro é uma oportunidade de aprendizado e cada desafio é uma porta para um maior entendimento de nossa conexão com o mistério divino. E, ao olhar para essa perspectiva mais compassiva e inclusiva, vemos que Maria nos convida a abraçar nossas imperfeições como parte do caminho, reconhecendo que a verdade que buscamos sempre esteve, desde o princípio, dentro de nós mesmos.

A compreensão de Maria Madalena sobre o perdão transcende os conceitos comuns de culpa e penitência, centrando-se em uma cura espiritual que vai além da simples absolvição de atos. Para Maria, o perdão é um processo profundo de libertação que envolve a restauração do equilíbrio interior e o retorno à essência divina. No Evangelho de Maria, a mensagem de perdão não é um ato formal, mas uma experiência transformadora que toca a alma e a liberta das amarras que a prendem às dores do passado.

Maria Madalena ensina que o perdão não é algo que se busca apenas em uma autoridade divina externa, mas um processo que começa dentro de cada um, como um movimento de libertação da própria alma. Essa visão se opõe à abordagem tradicional de confissão e absolvição, que a Igreja institucional promoveu ao longo dos séculos, onde o perdão se dá através da intervenção de sacerdotes e dos rituais estabelecidos. Em vez disso, para Maria, a verdadeira cura vem do reconhecimento de nossa luz interior, do entendimento profundo de que a separação do divino é uma ilusão e de que o perdão é a reconciliação consigo mesmo e com os outros.

No contexto do Evangelho de Maria, Maria fala aos discípulos sobre a necessidade de superar o medo e os julgamentos que nos mantêm presos. Ela os encoraja a encontrar força em sua própria busca pela verdade, lembrando que o medo é uma barreira que obscurece a visão clara do divino. E é nesse processo de superar o medo que surge a compreensão do perdão: uma reconciliação com o que se é e com o mundo ao redor. Perdoar, então, é liberar-se das correntes emocionais e mentais que nos atam ao sofrimento.

A ideia de Maria Madalena sobre o perdão, por ser tão profundamente ligada à cura interior, se alinha com práticas espirituais que enfatizam a importância da autocompaixão e da aceitação. No ensinamento dela, reconhecer a própria vulnerabilidade e aceitar as partes sombrias da alma são passos essenciais para a transformação espiritual. Não se trata apenas de absolver um erro ou um comportamento, mas de aceitar a totalidade do ser, compreendendo que cada erro é parte de uma jornada de crescimento. Essa perspectiva se aproxima da ideia de que o perdão verdadeiro é um estado de paz que surge quando nos reconciliamos com nossa própria humanidade.

O processo de cura espiritual descrito por Maria Madalena vai além da mente e do intelecto. Ela vê a cura como uma renovação que toca o espírito, que restaura a integridade da alma ao redescobrir sua conexão inata com a fonte divina. Esse entendimento sugere que a dor e o arrependimento não precisam ser permanentes, pois a essência de cada ser é pura e capaz de transcender as marcas deixadas pelas experiências difíceis. O perdão, nesse contexto, é uma forma de lembrar da verdadeira natureza da alma, que não é definida por seus erros, mas por sua capacidade de retornar à luz.

Em suas interações com os discípulos, conforme registrado no evangelho que leva seu nome, Maria é questionada sobre suas visões e seu entendimento espiritual, e muitas vezes enfrenta resistência. No entanto, ela mantém firme sua visão de que a reconciliação consigo mesmo e com os outros é um caminho de libertação. A cura, segundo Maria, é a restauração da alma ao seu estado natural de união com o divino. E o perdão é o portal que nos permite deixar para trás as ilusões de separação e de indignidade, abrindo o coração para a experiência do amor incondicional.

A abordagem de Maria também se diferencia ao colocar o perdão como um movimento ativo, uma escolha consciente que deve ser feita por aqueles que desejam se libertar das feridas do passado. Não é uma simples aceitação passiva das circunstâncias, mas um esforço consciente para mudar a percepção e para encontrar a paz interior. Nesse sentido, Maria nos convida a ver o perdão não apenas como um favor que fazemos aos outros, mas como um presente que oferecemos a nós mesmos, liberando-nos das cargas que nos mantêm acorrentados ao sofrimento.

A cura espiritual que Maria propõe inclui também a dimensão do corpo e das emoções, reconhecendo que as mágoas e as feridas se manifestam em todos os aspectos do ser. Assim, o perdão não é apenas uma atitude mental, mas uma experiência que reverbera no corpo, nos sentimentos e em nossa percepção da realidade. Maria entende que a verdadeira cura é integrativa, e que o perdão abre as portas para uma vida em harmonia com a essência divina que se manifesta através de cada parte do nosso ser.

Nesse caminho de perdão e cura, a figura de Maria Madalena serve como um exemplo de alguém que, apesar das incompreensões e das acusações, escolheu manter-se fiel à sua visão espiritual e à busca pela reconciliação. Sua trajetória, marcada pela superação dos julgamentos e pela busca de uma verdade mais profunda, inspira aqueles que também desejam encontrar a paz interior em meio aos desafios da vida. Maria nos ensina que o perdão é uma chave que liberta não apenas a alma daquele que perdoa, mas também transforma a relação com o mundo ao redor, permitindo que a luz do amor incondicional se expanda.

A visão de Maria sobre o perdão e a cura ressoa com os anseios de muitos em busca de uma espiritualidade que seja ao mesmo tempo profunda e compassiva, que reconheça o valor da jornada interior e que veja na redenção não uma imposição, mas um convite à liberdade. Ao explorar esses ensinamentos, somos levados a questionar nossas próprias percepções de culpa e de arrependimento, e a buscar formas de nos reconciliarmos com o passado, sabendo que, ao fazê-lo, nos aproximamos de nossa própria essência divina.

O perdão, como ensinado por Maria Madalena, é um processo contínuo de autoconhecimento e de abertura para a compaixão. Ele nos desafia a abandonar a necessidade de julgar a nós mesmos e aos outros, para que possamos experimentar a plenitude que surge quando nos reconhecemos como parte de um todo maior, em constante transformação. É nesse espírito que Maria nos convida a enxergar a cura e o perdão como uma jornada sagrada, onde cada passo em direção à reconciliação é um passo em direção à própria essência do amor divino que habita em nós.

Capítulo 17
A Mulher nas Comunidades Cristãs Primitivas

Nas primeiras comunidades cristãs, o papel das mulheres era mais proeminente do que muitos registros históricos posteriores indicam. A presença de Maria Madalena como uma figura de liderança evidencia essa realidade, onde o evangelho e outros textos apócrifos sugerem uma abertura maior para a atuação feminina dentro dos grupos que seguiam os ensinamentos de Jesus. Em um tempo em que a estrutura patriarcal dominava as esferas religiosas, a posição de Maria e de outras mulheres como facilitadoras, pregadoras e curandeiras desafiava as normas sociais vigentes.

O cristianismo primitivo, nos seus primeiros anos, ainda não era uma instituição rígida, mas sim um movimento de transformação espiritual e social. Neste contexto, as mulheres encontraram espaço para exercer papéis significativos, muitas vezes como responsáveis por reunir grupos em suas próprias casas para orações e estudos das mensagens de Jesus. Esses espaços se tornaram o berço de uma prática comunitária onde o compartilhamento de ideias e ensinamentos não estava restrito aos homens, mas incluía as perspectivas e as experiências femininas de forma natural.

Maria Madalena, sendo reconhecida nos evangelhos como a primeira a ver Jesus ressuscitado, ocupa um lugar central nessa dinâmica. O Evangelho de Maria Madalena nos dá vislumbres de seu papel como conselheira espiritual, alguém que confortava os apóstolos após a crucificação e que trazia uma compreensão profunda das palavras de Jesus. Sua influência é destacada não apenas pela proximidade com Cristo, mas também por sua capacidade de oferecer uma visão mística, muitas vezes em contraste com a abordagem mais estruturada e hierárquica dos outros discípulos, como Pedro.

As mulheres nas primeiras comunidades cristãs, como Maria, Joana e Suzana, desempenhavam papéis que ultrapassavam o apoio material e logístico. Elas eram discípulas no sentido pleno da palavra, dedicadas à divulgação da mensagem de Cristo e à prática de seus ensinamentos de forma comunitária e integrada. As narrativas apócrifas, por exemplo, enfatizam a presença de mulheres como profetisas e líderes espirituais, ampliando o horizonte do que significa ser seguidora de Cristo além das imposições culturais do seu tempo.

Além de Maria Madalena, outras mulheres se destacam na tradição apócrifa como profetas e intérpretes dos mistérios divinos. Textos como o Evangelho de Tomé e o Evangelho de Felipe mencionam mulheres que dialogam com os discípulos e que desempenham papéis essenciais na construção de uma comunidade que buscava uma compreensão mais profunda e esotérica da mensagem cristã. Essas mulheres, muitas vezes esquecidas nos registros oficiais, foram guardiãs de uma sabedoria que complementava e enriquecia a compreensão dos mistérios de Jesus.

A importância dessas lideranças femininas é reforçada quando observamos que os encontros e as práticas espirituais das primeiras comunidades ocorriam, frequentemente, em espaços privados. Diferentemente do que se tornou a norma após a institucionalização da Igreja, essas reuniões iniciais eram realizadas em casas, onde as mulheres tinham um papel central como anfitriãs e facilitadoras dos encontros. Tal ambiente proporcionava uma troca de conhecimento e experiências que ia além dos dogmas rígidos que seriam posteriormente estabelecidos.

O papel da mulher nessas comunidades também é evidenciado na prática da caridade e do cuidado espiritual. Maria Madalena, especialmente, é associada à cura, não apenas como aquela que recebeu a libertação de sete demônios, mas como uma figura que compreendia profundamente a necessidade de cura espiritual dos outros. Este aspecto é visível nos relatos onde ela conforta os discípulos após a morte de Jesus, mostrando que sua liderança ia além do simples testemunho, sendo uma liderança compassiva e consoladora.

A tradição cristã que se desenvolveu nos séculos posteriores, entretanto, trabalhou para apagar ou minimizar essas contribuições, preferindo uma narrativa onde o protagonismo feminino era secundário. Concílios e decisões teológicas, como os debates sobre a natureza de Cristo e o papel dos sacramentos, gradualmente silenciaram as vozes que falavam de uma relação mais direta e íntima com o divino, como as que Maria Madalena e outras mulheres representavam.

Essa exclusão não se deu de forma repentina, mas foi um processo que refletiu a resistência das novas estruturas eclesiásticas em permitir que as mulheres continuassem a exercer a autoridade espiritual que haviam tido no cristianismo primitivo. Em vez de líderes e guias, as mulheres passaram a ser vistas principalmente como seguidoras devotas, um papel que, embora digno, não traduzia toda a complexidade e a contribuição real que elas tiveram na disseminação do cristianismo nos primeiros séculos.

No entanto, os evangelhos apócrifos e algumas tradições orais mantiveram vivas as histórias dessas mulheres, resistindo à narrativa oficial. E é através desses textos, como o Evangelho de Maria, que é possível reconstruir um panorama mais completo e justo sobre a diversidade e a riqueza do papel feminino nas origens do cristianismo. Eles mostram que a mensagem de Jesus, que atraía a todos, homens e mulheres, também continha em si um germe de inclusão que as instituições posteriores preferiram não cultivar.

A recuperação dessas vozes é essencial para entender o impacto de Maria Madalena e de tantas outras que, como ela, ajudaram a moldar a mensagem de Jesus em um movimento que ia além dos padrões sociais e religiosos da época. O papel das mulheres nas comunidades cristãs primitivas é um testemunho de uma fé vivida na prática cotidiana, no acolhimento dos marginalizados e na ousadia de interpretar os mistérios do divino de maneira aberta e integradora. A história de Maria Madalena e das outras mulheres que trilharam esse caminho nos convida a olhar para trás e ver, nas origens do cristianismo, uma visão mais inclusiva e expansiva da espiritualidade, onde a liderança feminina era não apenas aceita, mas celebrada como parte essencial da jornada espiritual.

À medida que o cristianismo se institucionalizou e se afastou de suas raízes de movimento espiritual comunitário, a voz das mulheres que outrora ecoava nas primeiras comunidades começou a ser silenciada. O processo de marginalização das lideranças femininas foi gradual, mas sistemático, refletindo as transformações sociais e políticas que moldavam a nova estrutura eclesiástica que buscava consolidar-se como a religião oficial do Império Romano.

No centro desse processo estava o desafio de manter a ortodoxia e o controle sobre as interpretações dos ensinamentos de Cristo. O cristianismo que floresceu nos primeiros séculos era diversificado e abrigava várias formas de devoção e interpretação espiritual. Contudo, ao longo dos séculos, a Igreja decidiu que essa pluralidade precisava ser contida para criar uma doutrina uniforme. Foi nesse contexto que as figuras femininas, que representavam uma ligação mais direta e menos mediada com o divino, passaram a ser vistas como ameaças à autoridade hierárquica dos líderes masculinos.

O exemplo de Maria Madalena é emblemático. Nos textos apócrifos, ela aparece como uma conselheira espiritual e como alguém que compreende de maneira profunda os ensinamentos de Jesus. Porém, na tradição oficial, sua imagem foi gradualmente reconfigurada para uma figura de pecado e arrependimento, afastando-a do papel de liderança espiritual. Esta transformação foi essencial para a manutenção de uma narrativa que centralizava os apóstolos masculinos, como Pedro e Paulo, como os verdadeiros guardiões da fé.

Essa marginalização não foi apenas teológica, mas também institucional. À medida que os concílios e os sínodos se sucediam, a teologia da Igreja se tornava cada vez mais elaborada e complexa, criando uma barreira entre os ensinamentos de Jesus e a experiência espiritual vivida nos primeiros tempos. As mulheres, que eram figuras centrais nos cultos domésticos e nas comunidades locais, foram afastadas dos processos decisórios e das funções sacerdotais, uma vez que a estrutura eclesiástica buscava conformidade com a hierarquia romana.

Os registros históricos dos primeiros concílios da Igreja, como o Concílio de Nicéia e o Concílio de Éfeso, mostram como as questões de poder e autoridade estavam no centro das decisões doutrinárias. Nesses contextos, a figura de Maria Madalena e de outras mulheres foi relegada a um papel coadjuvante, onde sua espiritualidade era reconhecida apenas em termos de devoção e santidade, mas não como fonte de autoridade ou ensino. O exemplo de Madalena como testemunha da ressurreição foi reinterpretado não como sinal de sua liderança, mas como uma evidência da redenção feminina, alinhada ao conceito de arrependimento que se tornaria hegemônico.

No entanto, não foi apenas Maria Madalena que experimentou esse processo de apagamento. Outras mulheres que foram importantes nas comunidades cristãs primitivas também tiveram suas histórias reescritas ou esquecidas. Nomes como Priscila, mencionada nas cartas de Paulo como uma colaboradora significativa, e as diaconisas, que exerciam um papel vital nos primeiros ritos cristãos, foram progressivamente excluídas das narrativas oficiais. À medida que o clero se tornou uma classe separada, as mulheres perderam o direito de participar dos sacramentos de maneira ativa, como faziam nas primeiras reuniões das comunidades.

As resistências a essa marginalização não desapareceram completamente. Nos séculos seguintes, surgiram movimentos místicos e heréticos que buscaram reviver a espiritualidade das origens, muitas vezes liderados ou inspirados por mulheres. As beguinas na Idade Média, por exemplo, foram comunidades de mulheres que viviam fora das ordens monásticas tradicionais, dedicando-se à meditação e ao cuidado dos pobres. Muitas delas reivindicavam uma ligação direta com o divino, em um eco distante do que Maria Madalena representava nas origens do cristianismo.

O movimento gnóstico também preservou, em seus textos e tradições, a importância de figuras femininas na revelação espiritual. Em muitos desses escritos, como no Evangelho de Tomé e no Evangelho de Felipe, o papel das mulheres como portadoras de sabedoria é evidente. Maria Madalena, nesses textos, aparece como aquela que detém um conhecimento especial, um entendimento profundo que os outros apóstolos, especialmente Pedro, relutam em aceitar. Essas tradições gnósticas, por sua vez, foram combatidas ferozmente pela ortodoxia, que via nelas um desafio à estrutura rígida que procuravam consolidar.

A marginalização das vozes femininas não se deu sem perdas significativas para a espiritualidade cristã. A visão mais íntima e intuitiva do sagrado, que as mulheres como Maria Madalena traziam, foi substituída por um discurso que privilegiava a racionalidade teológica e a mediação institucional da fé. A ideia de que cada indivíduo poderia ter um acesso direto ao divino, sem a necessidade de intermediários, era uma ameaça ao controle que a Igreja buscava estabelecer sobre os fiéis.

Essa história de exclusão ainda reverbera nas práticas religiosas e nas discussões sobre o papel da mulher nas igrejas cristãs contemporâneas. A luta pela ordenação feminina, pela liderança em congregações e pela valorização das contribuições das mulheres na teologia é uma continuidade dessa resistência que Maria Madalena, Priscila e tantas outras mulheres iniciaram.

No entanto, ao revisitar os textos esquecidos e as tradições marginalizadas, é possível resgatar uma outra história do cristianismo, onde as mulheres não são apenas devotas, mas líderes, visionárias e místicas. O Evangelho de Maria Madalena, ao emergir do esquecimento, convida-nos a imaginar um cristianismo onde a diversidade de vozes era um valor, e onde a experiência direta do divino não estava limitada por gênero.

A revalorização dessas figuras femininas permite, assim, uma reinterpretação do cristianismo que busca equilibrar a profundidade espiritual com a necessidade de uma justiça histórica. Em um tempo em que as tradições são constantemente reavaliadas, o exemplo de Maria Madalena e de suas irmãs espirituais se torna uma fonte de inspiração para aqueles que buscam uma fé mais inclusiva e aberta, que resgata a essência dos primeiros dias em que o sagrado se revelava em cada palavra de esperança e cada gesto de compaixão, independente de quem os proclamava.

Capítulo 18
Testemunhas e Apóstolas

Na madrugada silenciosa do primeiro dia da semana, quando a escuridão ainda cobria a terra, Maria Madalena se dirigiu ao túmulo de Jesus. O que aconteceu a seguir, registrado nos evangelhos canônicos e apócrifos, é um dos eventos mais poderosos e misteriosos do cristianismo primitivo: ela foi a primeira a testemunhar a ressurreição. No encontro entre o vazio da tumba e a presença de Cristo ressuscitado, um novo significado emergia para a fé. Esse momento central não apenas estabelecia a vitória sobre a morte, mas também marcava Maria Madalena como a "apóstola dos apóstolos", aquela que foi incumbida de levar a mensagem mais extraordinária de todas.

O papel de Maria como testemunha da ressurreição é profundamente simbólico e tem implicações que vão além do simples relato de um evento milagroso. Ser a primeira a encontrar o túmulo vazio e a receber a mensagem de Jesus ressurreto a colocava em uma posição de destaque e autoridade, algo que, se tivesse sido plenamente reconhecido pelas lideranças posteriores da Igreja, poderia ter transformado o curso do cristianismo. Esse fato, porém, tornou-se motivo de tensão e divergência, especialmente na forma como as narrativas sobre a ressurreição foram interpretadas e transmitidas ao longo dos séculos.

Nos textos canônicos, como nos evangelhos de João e Marcos, a figura de Maria Madalena emerge como a portadora da notícia que mudaria para sempre a história da humanidade: "Ele ressuscitou". Em João, seu encontro com Jesus é íntimo e revelador, com ela inicialmente confundindo-o com um jardineiro antes de reconhecer sua voz. Esse detalhe é profundamente evocativo, pois sugere que a relação entre Maria e Jesus transcende a percepção comum; há uma conexão espiritual que a faz reconhecer seu mestre de uma forma que os outros não poderiam.

Contudo, a autoridade de Maria Madalena como a primeira testemunha foi questionada e minimizada. Ao longo dos séculos, a posição de Maria foi sutilmente transformada de uma líder espiritual para uma figura menos central, com muitos focando mais em sua suposta pecaminosidade e redenção do que em seu papel essencial no testemunho da ressurreição. A ressurreição, que deveria ser a grande equalizadora, foi usada para reforçar estruturas de poder que marginalizavam as vozes femininas.

O Evangelho de Maria e outros textos apócrifos trazem uma perspectiva diferente, dando a Maria um papel de liderança entre os discípulos. Nesses escritos, vemos um momento de dúvida entre os apóstolos após a ascensão de Jesus, onde Maria Madalena se levanta para trazer coragem e entendimento espiritual ao grupo. A confiança que Jesus tinha nela se traduzia em uma responsabilidade de liderar, não de forma hierárquica, mas através de um entendimento profundo das palavras de Cristo. Esse papel é um desafio direto à imagem de uma liderança exclusivamente masculina, que se consolidou nos séculos seguintes.

As tensões com Pedro, presentes tanto nos textos apócrifos quanto nos relatos tradicionais, também refletem essa disputa de autoridade. Pedro, que seria considerado o primeiro papa e a rocha sobre a qual a Igreja foi construída, frequentemente é mostrado em desacordo com a perspectiva espiritual de Maria. Nos Evangelhos apócrifos, ele questiona seu papel de liderança, sugerindo que Jesus não teria confiado a uma mulher um conhecimento tão profundo. Essa cena revela o embate entre duas visões: uma que busca uma compreensão mística e direta do Cristo ressuscitado, representada por Maria, e outra que se volta para a estruturação de uma comunidade baseada em regras e hierarquias, representada por Pedro.

O conflito entre esses dois modos de entender a mensagem de Jesus não era apenas uma questão de gênero, mas também de abordagem espiritual. Enquanto Pedro e os outros apóstolos tendiam a enfatizar a organização e a institucionalização do cristianismo, Maria Madalena representava uma visão que priorizava a experiência direta e transformadora do encontro com o Cristo vivo. Nesse sentido, Maria não era apenas uma testemunha ocular, mas uma testemunha espiritual, alguém que compreendia as implicações mais profundas da ressurreição como um ato que desafiava a morte e também as estruturas rígidas da época.

O título "apóstola dos apóstolos" dado a Maria Madalena em alguns círculos do cristianismo primitivo carrega, assim, uma importância que vai além do simples reconhecimento de seu testemunho. Ele é um eco da valorização de uma forma de liderança que era baseada na experiência espiritual e na transformação pessoal. Ser testemunha da ressurreição não era apenas uma função narrativa, mas uma responsabilidade de manter viva a chama daquilo que ela havia presenciado — uma nova vida, uma nova esperança, uma nova forma de relação entre Deus e a humanidade.

O impacto dessa reinterpretação do papel de Maria Madalena como testemunha da ressurreição continua a reverberar nas discussões contemporâneas sobre o cristianismo e o papel das mulheres dentro da fé. Em um mundo onde as vozes femininas ainda lutam por espaço nas instituições religiosas, a história de Maria Madalena surge como um símbolo de resistência e de possibilidade. Ela nos lembra que a ressurreição não é apenas um evento que aconteceu há milênios, mas uma chamada contínua para desafiar o que é considerado imutável, para ver além do que está estabelecido e para encontrar a voz que guia para um novo entendimento do sagrado.

E, assim, a presença de Maria Madalena naquele jardim vazio continua a ressoar. Na madrugada de uma fé que renasce, ela nos convida a considerar a profundidade daquele momento e a questionar: e se o testemunho dela tivesse sido plenamente reconhecido? Que tipo de cristianismo teríamos hoje? A resposta talvez esteja em um horizonte onde a espiritualidade se eleva além das barreiras, onde o testemunho de cada ser, independente de seu gênero, é valorizado pela sua capacidade de ver e viver o milagre da transformação que é a ressurreição.

O testemunho de Maria Madalena não apenas abriu as portas para a compreensão da ressurreição de Cristo, mas também levantou questões sobre o valor e a legitimidade das vozes femininas no cristianismo primitivo. A aceitação, ou a rejeição, de seu testemunho pelos primeiros seguidores de Cristo moldou profundamente a forma como a tradição cristã passou a interpretar a autoridade espiritual. Esse capítulo se debruça sobre as consequências históricas e teológicas desse momento, questionando como a tradição cristã poderia ter sido diferente se as narrativas femininas tivessem sido plenamente validadas.

Nos evangelhos, as mulheres são apresentadas como testemunhas centrais de eventos cruciais. No entanto, a cultura patriarcal da época frequentemente relegava seus relatos a um segundo plano. No contexto judaico do primeiro século, o testemunho feminino era considerado de menor valor em um tribunal, o que reflete uma visão cultural mais ampla que também afetou a percepção de Maria Madalena entre os primeiros cristãos. Apesar de ser ela quem primeiramente anunciou que Cristo havia vencido a morte, foi Pedro, posteriormente, quem recebeu a missão de liderar a nascente igreja. Esse contraste entre o papel das mulheres no momento da ressurreição e a posterior estruturação do cristianismo destaca uma tensão latente que reverbera até hoje.

Nos evangelhos canônicos, Maria Madalena é descrita como tendo visto e conversado com o Cristo ressuscitado. Em João, seu encontro é tão íntimo que Jesus a chama pelo nome, e Maria responde em aramaico, "Rabboni" — mestre querido. Essa relação revela um profundo laço espiritual, uma conexão que transcende os limites do ordinário e confere a Maria um lugar de intimidade que poucos outros discípulos parecem ter experimentado. Contudo, em outros textos do Novo Testamento, como nas epístolas paulinas, a centralidade desse encontro é quase invisível, substituída por uma narrativa que enfatiza os papéis masculinos como pilares da igreja nascente.

A exclusão do testemunho de Maria Madalena e de outras mulheres que estiveram ao lado de Jesus não foi uma omissão acidental. Ela revela uma escolha deliberada de uma liderança masculina que buscava consolidar sua autoridade em uma comunidade que se expandia rapidamente e que necessitava de uma estrutura clara para sobreviver. O foco na figura de Pedro como a "rocha" sobre a qual a igreja seria construída, mesmo diante de sua descrença inicial no relato de Maria, evidencia uma tentativa de ajustar as narrativas de forma a refletir uma hierarquia masculina. Nesse processo, a experiência das mulheres, embora profundamente espiritual e significativa, foi deixada à margem.

No entanto, os evangelhos apócrifos e textos gnósticos oferecem uma janela diferente sobre essa história. Nesses documentos, a voz de Maria Madalena surge com uma força renovada, muitas vezes sendo a portadora de ensinamentos esotéricos que ela teria recebido diretamente de Jesus. No Evangelho de Tomé, por exemplo, há uma tensão clara entre Maria e os outros discípulos, especialmente Pedro, que questiona a legitimidade de suas palavras. Jesus, segundo o relato, intervém para reafirmar que Maria é digna de receber e transmitir os mistérios do Reino. A presença dessas passagens nos textos apócrifos sugere que havia, desde o início, um debate vigoroso sobre o lugar das mulheres no cristianismo e a natureza de sua autoridade espiritual.

A marginalização do testemunho de Maria Madalena teve implicações profundas na formação da teologia cristã. À medida que a Igreja se institucionalizou, as vozes femininas foram progressivamente excluídas dos espaços de poder e decisão. A figura de Maria foi transformada de uma liderança espiritual em uma figura de penitente, seu papel inicial sendo reduzido a uma história de arrependimento e submissão. Assim, o relato de sua visão do Cristo ressuscitado tornou-se um eco distante, ofuscado pelas narrativas que favoreciam uma liderança estritamente masculina.

Contudo, o impacto de Maria Madalena não foi totalmente apagado. Sua figura persistiu nas margens, nos grupos que buscavam uma espiritualidade mais mística e igualitária, como os cátaros na Idade Média e, mais recentemente, nos movimentos de resgate da espiritualidade feminina. Nos últimos séculos, estudiosos e místicos têm se voltado para os textos apócrifos, redescobrindo a Maria Madalena como a portadora de uma mensagem que transcende as limitações impostas pela tradição. Essas releituras contemporâneas têm buscado validar não apenas seu testemunho, mas o valor intrínseco de uma espiritualidade que une a experiência do divino com a sensibilidade feminina.

A revalorização do testemunho de Maria Madalena tem um impacto profundo na espiritualidade moderna. Ao trazer à tona sua história e reconhecer a importância de sua visão, é possível abrir espaço para uma leitura do cristianismo que é mais inclusiva e que reconhece as experiências espirituais das mulheres como centrais para a construção da fé. Esse processo não se trata apenas de reparar uma injustiça histórica, mas de ressignificar a própria experiência espiritual, abrindo novas possibilidades para a forma como o sagrado é compreendido e vivenciado.

Em um mundo que ainda luta com questões de igualdade de gênero, o testemunho de Maria Madalena ressurge como uma luz guia, desafiando as convenções e convidando a uma visão onde todos os encontros com o divino são igualmente valorizados. Sua história nos chama a repensar o valor das vozes que foram silenciadas e a refletir sobre como a fé pode ser mais plena quando abraça a diversidade de experiências. Maria Madalena, ao ser a primeira a ver o Cristo ressuscitado, nos lembra que a revelação divina não se prende a limites humanos, e que o verdadeiro poder do testemunho reside em sua capacidade de transformar não apenas quem o recebe, mas todos aqueles que estão dispostos a ouvir.

A redescoberta dessa narrativa, portanto, não é apenas um resgate histórico, mas um movimento em direção a uma espiritualidade que reconhece o poder transformador das histórias que ecoam do passado e ressoam no presente, apontando para um futuro onde o divino se revela através de múltiplas vozes e caminhos.

Capítulo 19
Mistério do Divino Feminino

A figura de Maria Madalena tem sido, ao longo dos séculos, um portal para a compreensão do divino que desafia as noções tradicionais de poder e espiritualidade. Sua presença nos evangelhos apócrifos, especialmente em seu próprio evangelho, sugere uma dimensão mística e uma percepção do sagrado que se desvia do caminho rígido traçado pelos primeiros líderes da Igreja. Ao mergulhar na ideia do Divino Feminino através da figura de Maria, nos deparamos com um mistério que une o feminino e o masculino em um equilíbrio sagrado, um contraste marcante com as visões de uma divindade exclusivamente masculina que se tornaram dominantes na tradição cristã.

O Divino Feminino é, antes de tudo, uma energia que transcende as definições de gênero, mas que se manifesta através de aspectos tradicionalmente associados ao feminino: a compaixão, a sabedoria intuitiva, a fertilidade da mente e do espírito, e a capacidade de nutrir e transformar. Em Maria Madalena, essa energia se revela de forma profunda, especialmente em sua proximidade com Jesus e no modo como ela compreendia suas mensagens. Nos textos apócrifos, Maria aparece como aquela que possui um conhecimento mais íntimo dos mistérios do Reino, uma sabedoria que vai além das palavras e se enraíza na experiência direta do divino.

A relação de Maria com o Divino Feminino pode ser compreendida como uma síntese de forças espirituais que estavam presentes nas tradições místicas da época. No Egito e nas tradições gregas, o feminino sagrado tinha uma expressão forte, muitas vezes encarnada em figuras como Ísis ou Deméter, que representavam o ciclo de morte e renascimento, de perda e regeneração. Esses arquétipos do feminino sagrado eram fontes de inspiração para aqueles que buscavam uma conexão com os mistérios da vida e da morte, e Maria Madalena, em muitos aspectos, resgata essa tradição em seu relacionamento com Jesus e em sua visão do caminho espiritual.

No Evangelho de Maria, a linguagem usada para descrever suas visões espirituais é cheia de imagens que evocam essa ideia de transformação interior, que muitos associam à energia do Divino Feminino. Há referências a uma sabedoria que emerge das profundezas da alma, uma jornada que atravessa a dor, o medo e as dúvidas para alcançar um estado de iluminação. Ao narrar sua visão dos "reinos" e da ascensão da alma através de diferentes estágios de autoconhecimento, Maria apresenta um caminho que não é apenas de fé, mas de integração profunda com a própria essência do ser.

Essa busca por autoconhecimento e transformação, tão central para o Divino Feminino, desafia a visão mais racional e dogmática que os apóstolos, como Pedro, traziam à construção do cristianismo. Para Maria, o divino não era algo distante, mas uma presença que se revelava nas experiências pessoais e nas conexões que cada um fazia com sua própria alma. Essa perspectiva mística não apenas a colocava em contraste com as figuras mais estruturadas da tradição, mas também a tornava um símbolo de resistência contra uma visão espiritual que separava o divino da humanidade.

Na mística de Maria Madalena, encontramos elementos que ecoam os ensinamentos de Sophia, a sabedoria personificada nas tradições gnósticas. Sophia é uma manifestação do divino que simboliza tanto o conhecimento profundo quanto a queda e a redenção da alma. A trajetória de Maria, de uma mulher marginalizada a uma figura central no drama da ressurreição, ressoa com a narrativa de Sophia, que busca reconectar a humanidade com a luz divina. Nesse sentido, Maria Madalena pode ser vista como uma encarnação dessa busca pela sabedoria perdida, uma mensageira que nos lembra que a verdadeira espiritualidade é uma jornada de autodescoberta e transformação.

A ideia do Divino Feminino em Maria Madalena também se reflete em sua relação de cuidado e compaixão para com os outros. Ela não apenas testemunha a ressurreição, mas também se preocupa em comunicar essa verdade aos apóstolos, mesmo diante de sua descrença e resistência. Esse ato de cuidado, de buscar guiar aqueles que estavam perdidos na dor e na dúvida, é um reflexo da energia feminina que se propõe a nutrir, a compreender e a acolher. Enquanto muitos dos apóstolos buscavam respostas nas escrituras e nas tradições, Maria olhava para a própria experiência mística como um guia para a verdade.

O mistério do Divino Feminino em Maria Madalena também nos leva a questionar as construções rígidas de gênero que foram impostas ao longo dos séculos pelo cristianismo institucionalizado. Ao longo da história, a figura feminina foi associada ao pecado, à tentação e à fraqueza, em grande parte como uma forma de controlar e marginalizar a influência das mulheres dentro das práticas religiosas. A redescoberta de Maria Madalena como uma figura central e poderosa nos textos apócrifos desafia essa narrativa e nos oferece uma visão alternativa, onde o feminino é uma força de cura e de reconexão com o divino.

A presença de Maria Madalena, então, representa um chamado para o equilíbrio entre os aspectos masculinos e femininos do divino. Em um momento em que o cristianismo buscava definir-se e consolidar suas doutrinas, a figura de Maria e sua compreensão dos mistérios de Cristo ofereciam uma alternativa que abraçava a espiritualidade como uma experiência pessoal, íntima e transformadora. Afastar-se dessa visão significou, em muitos aspectos, um afastamento de uma forma mais holística de entender o sagrado, uma que reconhece a importância do feminino na jornada espiritual.

Hoje, ao resgatar essa dimensão do Divino Feminino em Maria Madalena, somos convidados a repensar o papel das mulheres na espiritualidade e a revalorizar uma abordagem que une mente, corpo e espírito em uma busca pelo sagrado que é, acima de tudo, inclusiva. A força de Maria Madalena como uma figura mística e portadora da sabedoria espiritual nos lembra que o sagrado não se limita a uma única expressão, mas é multifacetado, profundo e sempre em transformação. É nesse mistério, que une o divino e o humano, o masculino e o feminino, que reside a verdadeira riqueza da espiritualidade de Maria Madalena, uma que continua a inspirar aqueles que buscam um caminho de amor, sabedoria e integração com o todo.

A busca pelo Divino Feminino, que ressurge nas correntes espirituais modernas, é um eco de uma necessidade profunda de equilíbrio e reconciliação com os aspectos esquecidos da espiritualidade. Em Maria Madalena, vemos uma figura arquetípica que tem sido redescoberta e revalorizada nesse contexto, como uma força que traz à tona a energia do feminino em um mundo dominado por uma espiritualidade patriarcal. Esse retorno, que se dá em um momento em que muitos questionam as formas tradicionais de fé, está ligado à necessidade de uma reconexão com uma espiritualidade mais íntima e integradora.

A reinterpretação de Maria Madalena como um símbolo do Divino Feminino ressoa com o desejo crescente por uma espiritualidade que reconheça a importância da sabedoria intuitiva, do amor incondicional e da compaixão. Em um mundo em que a racionalidade e a lógica foram colocadas como pilares da sociedade, a figura de Maria vem reequilibrar essa balança, trazendo à tona um jeito de viver a fé que valoriza a introspecção, o acolhimento das emoções e a conexão com a natureza e com os mistérios da vida.

Na espiritualidade contemporânea, que tem buscado inspiração em tradições esotéricas, místicas e gnósticas, Maria Madalena emerge como um ícone de resistência e de redescoberta do sagrado feminino. Diversos grupos e indivíduos têm revisitado os textos apócrifos, especialmente o Evangelho de Maria, em busca de uma nova perspectiva sobre o papel da mulher na espiritualidade. Esse movimento não se trata apenas de uma reivindicação histórica, mas de uma necessidade profunda de se reencontrar com um modo de ser que não negue a energia feminina, mas a abrace como parte essencial da jornada espiritual.

O retorno do Divino Feminino também reflete uma crítica às estruturas rígidas e hierárquicas das instituições religiosas tradicionais. Essas estruturas, muitas vezes, têm falhado em acolher a pluralidade e a diversidade de experiências espirituais, relegando ao esquecimento as vozes que não se encaixavam em sua narrativa. Maria Madalena, que foi silenciada e transformada em uma figura secundária pela tradição, agora é redescoberta como uma liderança espiritual que desafia a uniformidade e reivindica um espaço de voz para as mulheres e para aqueles que buscam uma relação mais pessoal e direta com o divino.

A espiritualidade contemporânea que se inspira em Maria Madalena também se caracteriza por uma busca de cura e reconciliação. O Divino Feminino traz consigo a ideia de uma cura que vai além da simples remissão dos pecados, mas que envolve uma transformação interior e uma reconexão com a essência mais profunda de cada ser. Nessa perspectiva, Maria se torna uma guia para aqueles que buscam superar as feridas causadas por uma espiritualidade que por tanto tempo separou o corpo e o espírito, que marginalizou o feminino e exaltou o sacrifício sem compaixão.

Nos círculos espirituais, Maria Madalena é muitas vezes vista como uma mestra das práticas contemplativas, uma defensora do amor incondicional e uma portadora da sabedoria do coração. Em suas palavras, que atravessaram os séculos em meio às sombras dos textos apócrifos, há uma mensagem de libertação: a liberdade de se conhecer profundamente, de acolher as próprias fragilidades e de encontrar, nesse caminho, uma verdade que é ao mesmo tempo íntima e universal. Para muitos, ela oferece um caminho alternativo de seguir a espiritualidade cristã, que se distancia das imposições dogmáticas e se aproxima de um relacionamento direto com o divino.

A reintegração do Divino Feminino através da figura de Maria também reflete um desejo coletivo por uma nova relação com a natureza e com o planeta. Assim como muitas tradições antigas viam a terra e a natureza como manifestações do sagrado feminino, a redescoberta de Maria Madalena tem sido acompanhada por uma revalorização da espiritualidade que respeita e protege o mundo natural. Essa dimensão ecológica se conecta à ideia de que o sagrado não está apenas nos textos e nas tradições, mas em toda a criação, na interdependência de todos os seres.

Ao revisitar o papel de Maria Madalena, muitos têm encontrado uma maneira de ressignificar a própria relação com o sagrado e com a comunidade. Em suas histórias e ensinamentos, encontram uma mulher que enfrentou a exclusão, que questionou a rigidez das interpretações e que buscou um entendimento mais profundo da mensagem de Jesus. Esse exemplo inspira movimentos espirituais que, hoje, se levantam contra as exclusões e buscam construir espaços mais inclusivos, onde cada voz possa ser ouvida e onde as tradições possam ser questionadas e reinventadas.

O retorno do Divino Feminino na espiritualidade contemporânea não significa a rejeição do masculino, mas uma busca por um equilíbrio entre essas forças. Maria Madalena, em sua proximidade com Jesus, representa essa união harmoniosa entre o masculino e o feminino, onde cada um complementa o outro em uma dança de forças espirituais. Sua visão do Reino de Deus não é de um domínio, mas de um estado de consciência onde as divisões são transcendidas, e onde o amor e a compaixão são os pilares de um novo modo de ser.

Esse movimento de reconciliação encontra eco em diversas práticas espirituais atuais, que procuram resgatar o que foi perdido e curar o que foi ferido ao longo de séculos de espiritualidade patriarcal. A meditação, a busca por uma conexão com a terra, a valorização da intuição e da sabedoria interior são práticas que têm sido associadas à figura de Maria e que representam uma volta a uma espiritualidade que reconhece o sagrado em cada ser e em cada experiência.

Maria Madalena, então, se torna um farol para aqueles que buscam trilhar um caminho onde a espiritualidade é vivida de forma plena, onde não há separação entre o mundano e o divino, entre o masculino e o feminino. Em sua figura, vemos a possibilidade de uma nova maneira de viver a fé, que honra tanto a tradição quanto a inovação, que busca a verdade nas palavras antigas e nos sussurros do coração.

O retorno do Divino Feminino, por meio de Maria Madalena, é, em última análise, um chamado à humanidade para se lembrar de sua própria essência, para acolher sua vulnerabilidade e sua força, e para encontrar um caminho onde o amor e a sabedoria caminhem juntos. É um convite para resgatar aquilo que foi esquecido e dar novos significados ao que sempre esteve presente, aguardando o momento certo para florescer. Assim, Maria Madalena ressurge, não apenas como um eco de um passado perdido, mas como uma presença viva, que continua a inspirar e a transformar aqueles que se dispõem a escutar suas mensagens em meio ao silêncio.

Capítulo 20
OCaminho do Amor Incondicional

No âmago da mensagem de Maria Madalena, encontra-se uma compreensão profunda e transformadora do amor incondicional, uma força que transcende julgamentos e barreiras. Em seu evangelho, Maria fala de um amor que vai além das convenções e das expectativas humanas, um amor que, para ela, é a chave para a compreensão de si mesmo e do divino. A proposta de Maria não é apenas um convite ao afeto comum, mas uma abertura completa para a presença do amor como uma energia que permeia todas as coisas, uma presença que cura e que liberta.

Maria Madalena, em seu papel de seguidora próxima de Jesus, presenciou os momentos de maior vulnerabilidade e compaixão do mestre. Nas palavras preservadas em textos apócrifos, ela nos transmite um sentido de amor que não se limita ao afeto terreno, mas que se expande como uma força espiritual transformadora. Este amor incondicional, que Maria vivencia e ensina, se torna um elo entre a humanidade e o divino, uma ponte que permite a transcendência das limitações e a busca por um sentido maior na existência.

A natureza do amor que Maria propaga é radical porque desafia as normas da sua época. Em um mundo marcado por divisões rígidas, seja entre judeus e gentios, homens e mulheres, ou entre pecadores e justos, o amor que Maria aprendeu com Jesus é um amor que não conhece fronteiras. Esse amor é um gesto subversivo, pois se recusa a aceitar que algumas pessoas sejam mais dignas que outras, e desafia as estruturas de poder que utilizavam a religião para segregar e excluir. Maria testemunha um amor que se deita ao lado dos rejeitados, que não vira o rosto diante da dor alheia, mas que se enraíza justamente onde há sofrimento.

O conceito de amor incondicional que Maria Madalena apresenta vai além da aceitação dos outros; é, antes de tudo, um processo de autocompreensão e aceitação de si mesma. Para Maria, amar de forma incondicional significa também reconhecer as sombras que habitam em cada ser, acolhê-las com compaixão e, através disso, encontrar a luz que pode emergir desse encontro consigo mesma. O amor, assim, torna-se um caminho para o autoconhecimento, uma jornada interior em que as ilusões são desfeitas e o verdadeiro eu se revela. Ela nos ensina que é preciso amar, não apenas os outros, mas também a si mesmo, em toda a complexidade e imperfeição que nos constitui.

Esse caminho do amor, como ensinado por Maria, é um processo de abertura e vulnerabilidade. Amar incondicionalmente significa permitir que o coração esteja aberto, mesmo diante das feridas que o mundo pode infligir. É um ato de coragem, pois nos coloca em um estado de entrega e de aceitação que desafia os medos e as defesas que construímos ao longo da vida. Maria, que viu a dor e a morte de perto, que enfrentou a rejeição e a marginalização, oferece o exemplo de alguém que escolheu amar, mesmo quando esse amor era um risco, mesmo quando o custo de amar era a própria vulnerabilidade.

Em suas palavras e nos registros dos textos apócrifos, Maria também nos lembra que o amor incondicional é uma via de duas mãos. Ele não apenas parte de nós em direção ao mundo, mas também nos conecta ao divino, que é a própria fonte desse amor. Em sua visão, Jesus não era apenas um mestre humano, mas a manifestação do amor divino, e seguir os seus passos significava aprender a encarnar essa mesma essência de compaixão e aceitação. Assim, o amor incondicional que Maria nos convida a experimentar é, na verdade, um reflexo da própria natureza de Deus, que se revela de forma generosa e expansiva.

A mensagem de Maria sobre o amor também nos convida a uma reflexão sobre a natureza da espiritualidade. Para ela, uma fé que não se fundamenta no amor perde seu sentido mais profundo. O amor, em sua compreensão, é o alicerce de todas as ações verdadeiramente espirituais; é aquilo que une o ato de cuidar do próximo, de perdoar as ofensas e de buscar a verdade interior. Em sua caminhada ao lado de Jesus, Maria viu como o amor pode transformar corações endurecidos, pode restaurar vidas destruídas e oferecer esperança onde antes havia apenas desespero.

Para muitos que buscam compreender o Evangelho de Maria em um contexto contemporâneo, essa visão de amor é um chamado urgente. Em um mundo fragmentado por conflitos, preconceitos e incompreensões, a mensagem de Maria ressoa como um convite para que cada indivíduo busque, dentro de si, a força para amar além das diferenças. É um chamado para reconhecer a dignidade inata de cada ser, para superar os julgamentos que nos afastam uns dos outros e para criar um espaço onde todos possam ser acolhidos em sua humanidade.

A jornada do amor que Maria nos propõe não é, portanto, um caminho fácil. Ela mesma enfrentou a resistência daqueles que não compreendiam sua mensagem, que viam em seu amor uma ameaça à ordem estabelecida. Mas, ainda assim, ela perseverou, acreditando que, através desse amor, era possível vislumbrar um novo tipo de comunidade, onde cada pessoa pudesse se sentir acolhida e reconhecida, onde as hierarquias fossem substituídas por laços de solidariedade e de respeito mútuo.

No contexto de sua própria vida, Maria nos mostrou que o amor não precisa ser compreendido para ser vivido. É uma experiência que transcende as explicações e que se manifesta nos pequenos gestos, na presença silenciosa ao lado de quem sofre, na palavra que conforta e na mão que se estende para ajudar. Ela nos ensina que, em última análise, o amor é um mistério, algo que toca o mais profundo da alma e que nos coloca em contato com o que há de mais sagrado.

Assim, o caminho do amor incondicional que Maria Madalena apresenta se torna um convite a todos os que desejam trilhar uma vida espiritual autêntica e transformadora. É um chamado para que se desafiem as barreiras internas e externas, para que se abra o coração ao que é desconhecido e para que se permita que o amor flua, sem medo e sem reservas, trazendo consigo a promessa de uma renovação pessoal e espiritual que ecoa nas palavras e nos atos de Maria.

Seguindo os passos de Maria Madalena, o amor incondicional que ela pregava e vivia não era apenas uma ideia abstrata, mas um convite a práticas cotidianas que transformavam a alma e o mundo ao seu redor. Suas palavras e gestos nos inspiram a explorar maneiras de integrar essa compaixão profunda em nossas próprias vidas, buscando a aplicação prática desse amor em cada detalhe da existência. Maria não apenas falava sobre amor; ela encarnava uma vivência que convidava todos à sua volta a participarem de um relacionamento mais íntimo com o divino e consigo mesmos.

Uma das práticas mais poderosas sugeridas pelos ensinamentos de Maria Madalena é a escuta compassiva. Em um tempo em que as palavras eram muitas vezes usadas para segregar e condenar, Maria compreendia que ouvir de forma atenta e aberta era uma forma de acolher o outro em sua vulnerabilidade. A escuta, para ela, era um ato de amor, uma forma de suspender julgamentos e permitir que o outro se mostrasse em sua totalidade, sem medo de rejeição. Essa prática, aparentemente simples, nos convida a deixar de lado nossos preconceitos, permitindo que o silêncio seja uma ponte entre almas, um espaço onde o outro pode encontrar alívio e aceitação.

Além da escuta, Maria também enfatizava a importância do toque como uma forma de transmitir compaixão e cura. O toque, em sua visão, não era meramente um gesto físico, mas um canal através do qual a energia do amor fluía. A própria tradição nos fala de momentos em que Maria esteve próxima de Jesus, tocando suas vestes, ungindo seus pés com óleo e lágrimas, numa demonstração de um carinho que transcendia o material. Esse toque carregava um simbolismo de acolhimento e cura, lembrando-nos que nossos gestos podem ser instrumentos de transformação. Nos dias de hoje, abraçar alguém em um momento de dor ou simplesmente segurar a mão de quem precisa de conforto pode ser um reflexo dessa prática de Maria.

Outro aspecto relevante do caminho de Maria é a prática da compaixão ativa. Em seus ensinamentos, Maria não vê o amor como algo passivo ou restrito à meditação. Pelo contrário, ela sugere que o verdadeiro amor se manifesta em ações concretas, em atender às necessidades dos mais vulneráveis, em dividir o pão com os famintos e em cuidar dos que estão à margem. Para ela, a compaixão não se esgota na oração, mas se desdobra em atos de generosidade que rompem a barreira entre quem dá e quem recebe, criando uma comunidade de cuidado mútuo.

A prática da compaixão envolve também um olhar profundo para o interior, para as partes de nós que precisam ser curadas. Maria ensina que a compaixão por si mesmo é a base de qualquer compaixão verdadeira pelo outro. Reconhecer as próprias dores e falhas, sem se afundar em culpa, é um passo essencial para desenvolver uma aceitação que, por sua vez, se expande para os que estão ao redor. O autoconhecimento, assim, se torna uma prática de amor, e Maria nos convida a explorar nossas sombras com a mesma ternura com que seríamos capazes de consolar um amigo em sofrimento. Ela nos relembra que só podemos oferecer compaixão genuína ao próximo quando aprendemos a nos perdoar e a nos aceitar.

A prática da meditação, presente no Evangelho de Maria, é outra ferramenta poderosa nesse caminho. Para ela, a meditação não é apenas um afastamento do mundo, mas um mergulho na essência do ser, onde se encontra o amor que conecta todas as coisas. Maria nos sugere que, no silêncio, podemos ouvir a voz do divino, sentir a presença do amor que sustenta o universo e trazer esse sentimento para nossa relação com os outros. A meditação nos permite tocar o amor que vai além das palavras e dos pensamentos, uma fonte inesgotável que Maria parece ter acessado e que nos convida a explorar. Nesse estado de paz interior, torna-se mais fácil praticar o amor compassivo nas interações diárias.

Ademais, Maria Madalena nos oferece uma prática de gratidão como um caminho para o amor. Em suas palavras e atitudes, ela demonstra um profundo reconhecimento da beleza que existe no outro e no mundo, mesmo em meio ao sofrimento. Para ela, a gratidão não é apenas uma resposta ao que é bom, mas um olhar que descobre beleza e valor mesmo nas dificuldades. A prática de agradecer pelas pequenas bênçãos do cotidiano – o nascer do sol, a gentileza de um estranho, a companhia dos que amamos – nos aproxima do estado de abertura que Maria vivia. A gratidão, assim, se torna uma forma de oração, uma forma de nos conectarmos com a fonte do amor.

Maria nos lembra, ainda, da importância da prática do perdão. Em sua visão, o perdão é um caminho de libertação, um ato de amor que dissolve as amarras do passado. O perdão não significa ignorar as feridas, mas reconhecer que o desejo de vingança nos aprisiona tanto quanto a dor que nos foi infligida. Maria sugere que, ao perdoar, liberamos não apenas o outro, mas a nós mesmos, e abrimos espaço para que o amor volte a fluir em nossas vidas. Perdoar, segundo ela, é um ato de coragem, que requer deixar de lado o orgulho e o medo, permitindo que o coração se liberte das mágoas que nos impedem de viver plenamente.

Essas práticas que Maria nos oferece – a escuta, o toque, a compaixão ativa, o autoconhecimento, a meditação, a gratidão e o perdão – são formas de cultivar o amor em sua essência mais pura. Elas nos desafiam a transformar nossa forma de estar no mundo, a nos engajarmos em uma vida que reflita o amor que Maria aprendeu de Jesus e que ela própria ensinou. Cada prática é um lembrete de que o amor não é um destino final, mas um caminho que se percorre diariamente, um caminho que exige atenção, dedicação e uma entrega sincera.

Maria Madalena, com sua visão profunda do amor, nos oferece um modelo de espiritualidade que é ao mesmo tempo mística e prática. Ela nos mostra que a busca pelo divino não se separa da forma como tratamos os outros, que o encontro com Deus acontece nos encontros humanos e nas escolhas de todos os dias. Suas práticas de compaixão nos convidam a transformar nosso mundo interno e externo, a ser canais do amor que ela acreditava ser a força que sustentava toda a criação.

    Seguir o caminho de Maria é, portanto, um desafio que nos convida a viver de maneira mais plena e mais verdadeira, a sermos mais humanos e, ao mesmo tempo, mais próximos do divino. É um caminho onde o amor não é apenas uma palavra ou um sentimento, mas uma prática que transforma corações, restaura almas e constrói um mundo mais justo e compassivo. E assim, cada gesto de amor e compaixão que praticamos se torna um testemunho silencioso da mensagem que Maria Madalena nos deixou, ecoando através dos tempos como um chamado para uma vida que reflita a beleza e a profundidade do amor incondicional.

Capítulo 21
Maria após a Ascensão de Cristo

Após a ascensão de Cristo, o caminho de Maria Madalena se revela envolto em mistérios e incertezas, um emaranhado de tradições que tentam decifrar o destino daquela que testemunhou, em primeira mão, o evento que moldaria a fé cristã. As escrituras canônicas se calam sobre os passos de Maria após a ressurreição, mas textos apócrifos e lendas surgem para preencher essas lacunas, oferecendo um vislumbre de sua jornada posterior e de sua missão.

O Evangelho de Maria, que se encerra de forma abrupta, deixa em aberto muitas perguntas sobre o papel de Maria Madalena depois que a comunidade de seguidores de Cristo começa a se reorganizar. No entanto, as narrativas apócrifas que emergem nos primeiros séculos cristãos revelam uma figura em busca de consolidar sua mensagem e espalhar o que viu e ouviu. Esses textos sugerem que Maria teria assumido um papel de liderança espiritual, levando adiante as palavras de Jesus e guiando os discípulos, mesmo diante das adversidades e do ceticismo de outros apóstolos.

Uma tradição antiga, amplamente difundida, afirma que Maria Madalena viajou para regiões do Mediterrâneo, especialmente à França, onde teria se estabelecido como missionária. Segundo essa versão, ela teria desembarcado nas costas da Provença, acompanhada por outros discípulos, incluindo Lázaro e Marta, e ali teria começado sua pregação. A narrativa, rica em elementos míticos, fala de uma mulher que, mesmo longe de sua terra natal, carrega consigo a mensagem de um amor universal e transformador, estabelecendo-se como uma figura central para as primeiras comunidades cristãs da região. Na França, até hoje, existem locais dedicados à memória de Maria Madalena, como a Gruta de La Sainte-Baume, onde, segundo a lenda, ela teria passado seus últimos dias em meditação e oração.

Outra tradição, menos conhecida, sugere que Maria Madalena possa ter retornado a Jerusalém e continuado seu trabalho junto aos primeiros cristãos. Nesta versão, Maria teria desempenhado um papel de conselheira e guia espiritual para aqueles que buscavam compreender o significado profundo dos ensinamentos de Jesus após sua partida. Ela teria, então, dedicado-se a manter viva a memória das palavras de Cristo, insistindo na importância de uma fé que fosse além da letra da lei, mas que tocasse o coração e a alma. Esse papel, embora não registrado nos textos canônicos, reflete a importância de Maria como um elo espiritual entre os ensinamentos de Jesus e a comunidade em formação.

Por outro lado, há também aqueles que acreditam que Maria Madalena teria seguido para o Egito, uma região onde o pensamento gnóstico florescia, e que ali teria encontrado um terreno fértil para disseminar sua visão espiritual. O Egito, especialmente em Alexandria, era um centro de troca de saberes e de culturas, onde ideias místicas e esotéricas circulavam livremente. Nesta perspectiva, Maria Madalena teria sido uma figura que não apenas transmitia as palavras de Cristo, mas que também dialogava com as correntes gnósticas, fundindo as profundezas de seu conhecimento espiritual com o saber místico daquela terra. Tal narrativa sugere que ela tenha contribuído para a formação de uma corrente de cristianismo mais introspectiva, voltada para o autoconhecimento e para a busca do divino interior, características que ressoam nos ensinamentos encontrados em seu evangelho.

Essas diferentes histórias, ainda que imprecisas, nos ajudam a imaginar uma Maria Madalena que, mesmo diante das incertezas de sua época, manteve sua missão de compartilhar a mensagem que lhe fora confiada. A diversidade de tradições que cercam seu destino evidencia a força de sua figura na memória coletiva, tornando-a uma referência não apenas para as primeiras comunidades cristãs, mas para aqueles que buscavam um caminho espiritual mais profundo e inclusivo. Cada tradição, à sua maneira, revela um aspecto de Maria que ultrapassa as barreiras geográficas, sugerindo que sua influência não se limitou a uma única comunidade, mas que reverberou em diferentes lugares e culturas.

Além das lendas sobre sua missão, há também relatos que sugerem que Maria Madalena continuou a desempenhar um papel de destaque na liderança espiritual das primeiras comunidades, sendo vista como uma mestra que compreendia os mistérios mais profundos da fé cristã. Em certos círculos, Maria era reverenciada como aquela que possuía um conhecimento privilegiado sobre os ensinamentos esotéricos de Cristo, especialmente aqueles que tratavam da relação entre a alma e o divino. Essa imagem de Maria como uma portadora de segredos espirituais ressoava fortemente nas correntes gnósticas, que valorizavam a busca pela verdade interior como um caminho de salvação.

Apesar da resistência que encontrou, especialmente por parte de alguns dos apóstolos, que a viam como uma ameaça à autoridade tradicional, Maria teria perseverado em sua missão. O Evangelho de Maria nos deixa pistas de que ela continuou a desafiar as estruturas rígidas que buscavam limitar o papel das mulheres na liderança espiritual. Ela emerge, nesses relatos, como uma figura que não se dobrava facilmente às pressões externas, mas que buscava afirmar seu lugar dentro da tradição de Jesus, mesmo quando isso significava enfrentar a incompreensão de seus pares.

Essas narrativas, sejam elas históricas ou lendárias, apontam para uma Maria Madalena que não desaparece após a ascensão de Cristo, mas que continua a desempenhar um papel fundamental na propagação da mensagem cristã. Em cada história, há a marca de uma mulher que não se resigna ao silêncio, mas que permanece como uma voz ativa em meio à construção da comunidade cristã. Ela se torna, assim, uma figura que transcende as limitações impostas pelo tempo e pelo espaço, uma missionária incansável que se esforça para manter acesa a chama de uma espiritualidade centrada no amor, na compaixão e no autoconhecimento.

    Ao refletirmos sobre as possíveis trajetórias de Maria Madalena após a ascensão de Cristo, somos convidados a imaginar uma mulher cuja influência não se restringiu a um lugar ou a uma época. Sua jornada, marcada por desafios e pelo desejo de compartilhar sua visão, nos inspira a olhar para além das certezas estabelecidas, buscando nas entrelinhas das tradições um vislumbre de sua verdadeira importância para a história do cristianismo. Seja em terras distantes, como a França e o Egito, ou nas comunidades locais de Jerusalém, Maria Madalena emerge como uma figura que ultrapassa os limites da história escrita, deixando um legado de coragem e determinação que ainda hoje ecoa na busca por uma fé que abrace a profundidade e o mistério da experiência humana.

    Assim, sua trajetória após a ascensão de Cristo não é apenas uma questão de onde ela esteve ou o que fez, mas um símbolo de como ela continuou a ser uma voz que desafia o silêncio, uma presença que, mesmo nas sombras da história, nunca deixou de iluminar o caminho daqueles que a buscavam.

    As lendas que envolvem Maria Madalena ao longo dos séculos se multiplicaram, especialmente no Ocidente, transformando sua figura em um ícone de mistério e fascínio. Distante das narrativas canônicas, ela emerge em histórias que misturam misticismo e tradição, dando origem a um imaginário que perpetua sua presença, mesmo nas sombras da história oficial. Tais narrativas moldaram a percepção popular sobre Maria, desde os primeiros séculos até os dias de hoje, revelando as diferentes formas como ela foi interpretada, venerada e reimaginada ao longo do tempo.

    Na França, por exemplo, sua memória se entrelaça com a própria identidade cultural da Provença. Em textos medievais, como a "Legenda Áurea", surgem histórias que relatam a chegada de Maria Madalena às costas do sul da França. Acompanhada por outros discípulos, ela teria atravessado o Mediterrâneo em uma embarcação sem leme, guiada apenas pela fé e pela providência divina. Desembarcando em Saintes-Maries-de-la-Mer, Maria teria começado uma nova missão, pregando o evangelho em terras que se tornariam um refúgio para o cristianismo nascente. Esta lenda ressoa profundamente na tradição local, sendo celebrada até hoje com procissões e rituais que mantêm viva a lembrança da chegada de Maria às terras francesas.

Outra parte importante dessa tradição é a Gruta de La Sainte-Baume, um local que se tornou centro de peregrinação ao longo dos séculos. Segundo a lenda, Maria Madalena teria se retirado para essa gruta em seus últimos anos de vida, dedicando-se a uma vida de oração e contemplação. Lá, envolta pelo silêncio da montanha, teria encontrado um refúgio para seu espírito, vivendo em comunhão com o divino e recebendo visitas angelicais. A gruta, envolta em um ambiente místico, representa um símbolo de sua dedicação espiritual e um local onde os fiéis buscam a presença da santa que, segundo a tradição, ali se comunicava diretamente com os céus.

Essas histórias, ainda que em parte lendárias, foram fundamentais para consolidar a devoção a Maria Madalena na França medieval, transformando-a em uma figura de grande veneração. Em um mundo em que a figura feminina era muitas vezes marginalizada, Maria Madalena surge como uma santa que, apesar de ter sido rebaixada por narrativas eclesiásticas, encontra um espaço de respeito e reverência na religiosidade popular. A sua imagem como uma pecadora redimida é substituída, nessas lendas, por aquela de uma mulher forte, profundamente espiritual, que renuncia ao mundo para buscar uma comunhão íntima com Deus.

Além da França, outros locais na Europa também carregam ecos de lendas sobre Maria Madalena. No Leste Europeu, por exemplo, circulam histórias que a associam à proteção dos povos contra invasões e calamidades, vendo nela uma intercessora poderosa junto a Cristo. Em algumas tradições esotéricas, especialmente no contexto dos cátaros, Maria

Madalena é vista como uma figura chave, portadora de um conhecimento secreto, uma iniciada nos mistérios da fé e uma guardiã de um saber oculto que teria sido transmitido a poucos escolhidos. Para os cátaros, um movimento cristão considerado herético pela Igreja de Roma, Maria simbolizava a verdadeira compreensão dos ensinamentos de Jesus, livre das corrupções institucionais.

Essas visões esotéricas de Maria Madalena ganharam força também no Renascimento e nos séculos seguintes, quando movimentos místicos e ocultistas começaram a reinterpretar sua figura. Em algumas correntes da alquimia e da tradição rosacruciana, ela aparece como uma figura que guarda o segredo da transformação espiritual, uma guia para aqueles que buscam uma conexão mais profunda com o mistério da vida e da divindade. Nesses contextos, Maria Madalena é vista como alguém que transcende os limites da tradição eclesiástica, simbolizando um acesso direto ao divino que não depende das estruturas formais da igreja.

Essas narrativas, ao longo dos séculos, transformaram Maria Madalena em um símbolo de resistência às interpretações rígidas da ortodoxia. Ela aparece como uma figura que, mesmo quando as vozes oficiais a silenciaram, continuou a inspirar os que buscavam uma espiritualidade que desafiasse os dogmas e que buscasse a verdade nas profundezas da alma. Sua imagem como uma mulher que enfrentou o poder dos apóstolos para afirmar sua visão espiritual ressoou especialmente entre aqueles que viam a instituição da igreja como um obstáculo à verdadeira experiência mística.

A arte medieval e renascentista também contribuiu para construir uma visão multifacetada de Maria Madalena. Pinturas, esculturas e vitrais retratam-na ora como uma penitente, com longos cabelos que cobrem seu corpo, simbolizando o arrependimento, ora como uma santa em êxtase, levitando em sua conexão com o divino. Em algumas dessas representações, ela segura um frasco de perfume, um símbolo tanto de sua unção em Betânia quanto de sua missão como portadora de um conhecimento espiritual elevado. A arte ajudou a cristalizar a ideia de que Maria Madalena era mais do que apenas uma figura do Novo Testamento: ela se tornava um arquétipo de busca e de redenção, de mistério e de revelação.

Com o passar dos séculos, surgiram também histórias que conectam Maria Madalena à linhagem sagrada de Cristo, especialmente nos séculos XX e XXI, quando teorias e romances populares, como "O Santo Graal e a Linhagem Sagrada" e "O Código Da Vinci", reacenderam o interesse por sua figura. Nestas narrativas, Maria Madalena é apresentada como a esposa de Jesus e a mãe de sua descendência, uma interpretação que, embora amplamente refutada por historiadores e teólogos, encontrou um lugar no imaginário popular. Essa visão a coloca no centro de uma trama que entrelaça poder, fé e segredo, conferindo-lhe um papel de importância quase mítica.

Essas teorias, apesar de sua natureza especulativa, refletem um desejo de revisitar a história oficial, de resgatar uma visão de Maria Madalena que vai além da figura de arrependimento e dor. Elas indicam um anseio moderno de compreender Maria como uma mulher que detinha uma proximidade especial com Jesus, não apenas como seguidora, mas como uma companheira em sua jornada espiritual. Assim, mesmo que essas narrativas careçam de comprovação histórica, elas revelam a contínua busca por uma figura feminina que desafie a tradição e ofereça uma nova perspectiva sobre os eventos fundadores da fé cristã.

No final, as lendas e mitos sobre Maria Madalena no Ocidente revelam a complexidade de sua figura, que transcende as interpretações unidimensionais e se desdobra em múltiplos significados. Elas mostram como Maria continuou a ser um enigma a ser desvendado, uma presença que, embora muitas vezes marginalizada, permaneceu viva no imaginário daqueles que a viam como um símbolo de resistência, de sabedoria espiritual e de profunda conexão com o sagrado. Assim, sua história, envolta em mistérios e interpretações variadas, permanece uma fonte de inspiração, ecoando nas culturas e nas almas de quem, ao longo dos séculos, buscou na figura de Maria Madalena um vislumbre do divino que desafia e transforma.

Capítulo 22
Reconciliação Espiritual

O Evangelho de Maria Madalena carrega em suas linhas não apenas um testemunho de uma fé profunda, mas também um convite à reconciliação espiritual. Esse texto apócrifo revela uma compreensão de espiritualidade que se estende além das fronteiras estabelecidas pelos evangelhos canônicos, propondo um diálogo que une diferentes tradições espirituais em torno de um núcleo comum de busca pela verdade e pelo autoconhecimento.

Em seu evangelho, Maria Madalena nos fala sobre um caminho de comunhão com o divino que não se limita aos ritos e às doutrinas, mas que se aprofunda na experiência direta e pessoal da revelação. Ela descreve uma jornada interior em que a alma é levada a confrontar seus próprios medos e sombras para, então, alcançar a luz da verdadeira compreensão. Esse processo de transformação, segundo Maria, é um movimento de reconciliação, tanto consigo mesma quanto com o cosmos. Ela propõe que a verdadeira liberdade espiritual é encontrada quando o indivíduo se despoja das amarras da ignorância e abraça a totalidade de sua essência divina.

Os ensinamentos de Maria ecoam uma sabedoria que remonta às tradições místicas do Oriente e do Ocidente. A ênfase na necessidade de transcendência dos desejos terrenos e na busca pela unidade com o divino tem paralelos nos ensinamentos budistas, nas práticas de meditação da Índia e nos mistérios das tradições gregas antigas. Ao mesmo tempo, suas palavras dialogam com o misticismo judaico e os primeiros escritos cristãos que apontavam para uma comunhão direta com Deus, sem intermediários.

O conceito de "reconciliação" no Evangelho de Maria vai além do simples perdão de pecados; ele se estende ao entendimento profundo de que todos os seres são parte de uma mesma realidade divina. Esse reconhecimento desmantela a separação entre o material e o espiritual, propondo uma visão unificada da existência. Para Maria, o Reino de Deus não é um lugar distante, mas uma condição que pode ser acessada pela compreensão da verdade que reside no interior de cada ser humano. Sua visão lembra os ensinamentos dos evangelhos gnósticos, onde o conhecimento de si e do divino é o caminho para a libertação.

A mensagem de reconciliação de Maria Madalena tem implicações profundas para o diálogo entre as diferentes vertentes do cristianismo e as tradições místicas que floresceram ao longo dos séculos. Seu evangelho sugere que, ao invés de nos fixarmos nas divisões doutrinárias, deveríamos focar na experiência do divino como um caminho de cura e transformação. Nesse sentido, ela convida os discípulos, assim como aqueles que a leem hoje, a superar as disputas sobre a "verdadeira" interpretação da fé e, em vez disso, buscar a essência que une todas as almas em sua sede de compreensão e de comunhão com o sagrado.

Maria também oferece uma perspectiva única sobre a relação entre o humano e o divino, destacando que a espiritualidade não se limita à observância dos dogmas, mas se manifesta na capacidade de amar e de reconhecer a própria luz interior. Suas palavras desafiam a visão institucionalizada que separa o clero dos leigos, os santos dos pecadores, e aponta para uma espiritualidade que é aberta, acessível a todos que buscam a verdade de coração aberto. Para Maria, todos possuem o potencial de alcançar uma comunhão direta com o divino, desde que estejam dispostos a enfrentar as sombras de sua própria ignorância.

A proposta de Maria Madalena pode ser vista como um antídoto para os conflitos que surgiram ao longo da história do cristianismo, onde as diferentes interpretações dos ensinamentos de Jesus levaram a divisões e guerras. Em seu evangelho, ela oferece uma alternativa: um caminho de integração, em que os ensinamentos de Cristo não são propriedade exclusiva de uma única tradição, mas um chamado universal para a transformação interior. Assim, o Evangelho de Maria torna-se uma ponte entre a ortodoxia e as correntes místicas, entre o cristianismo institucional e os movimentos que buscavam uma relação mais íntima e pessoal com Deus.

O desafio que Maria enfrenta, no entanto, é o de ser compreendida em um mundo que ainda estava se organizando em torno de estruturas de poder e de controle religioso. Sua mensagem de reconciliação encontra resistência, especialmente entre aqueles que viam na estrutura e na hierarquia a garantia da pureza da fé. Mas é exatamente nesse contexto que a coragem de Maria se destaca: sua recusa em aceitar as limitações impostas por uma visão estreita da espiritualidade mostra uma força que ressoa ao longo dos séculos.

A reconciliação proposta por Maria também tem um aspecto pessoal e psicológico. Ela reconhece que, antes de alcançar a paz com o mundo, é preciso encontrar a paz dentro de si. Esse entendimento a aproxima das ideias que surgiram nos escritos místicos posteriores, como os de Teresa de Ávila e João da Cruz, que também falavam da "noite escura da alma" como um prelúdio necessário para a união com Deus. Maria Madalena, em seu evangelho, antecipa essa visão ao descrever a jornada da alma como um processo de enfrentamento das próprias fraquezas e ilusões, até que a verdade possa brilhar plenamente.

Sua visão de reconciliação espiritual é, portanto, multidimensional. Ela se refere à reconciliação entre o ser humano e o divino, à reconciliação entre as diferentes tradições que buscam a verdade, e também à reconciliação interna, onde cada um deve aceitar sua própria sombra para poder encontrar a luz. O Evangelho de Maria oferece, assim, uma visão de uma espiritualidade holística, que compreende o ser humano em sua totalidade e que aponta para um caminho de integração e de harmonia.

A mensagem de Maria Madalena sobre a reconciliação espiritual, embora tenha sido silenciada por séculos, ressurge hoje como um convite àqueles que desejam transcender as barreiras que dividem os seres humanos e reencontrar a essência que nos une. Sua figura permanece um desafio à tradição estabelecida, mas também uma inspiração para os que buscam um cristianismo que não se limita aos rituais e dogmas, mas que floresce no encontro genuíno com o mistério divino.

Maria nos convida a repensar o que significa ser cristão, o que significa ser um buscador da verdade, e como podemos, como indivíduos e como comunidade, encontrar um caminho de paz e de reconciliação que nos reconecte com a fonte de toda vida. Sua mensagem é, em última análise, um convite à abertura, à escuta profunda do que está além das palavras, e ao reconhecimento de que o divino habita em todos nós, esperando para ser despertado pela chama do autoconhecimento e da verdadeira comunhão.

A mensagem de unidade espiritual presente no Evangelho de Maria Madalena ressurge como um farol para aqueles que buscam um caminho que reconcilie fé, ciência e espiritualidade no mundo contemporâneo. Suas palavras ecoam em um tempo onde muitas almas se sentem fragmentadas, desconectadas de suas raízes e em busca de um sentido mais profundo para a existência. O chamado de Maria transcende as divisões entre religiões e práticas espirituais, oferecendo uma perspectiva que pode ser integrada à vida moderna de forma prática e transformadora.

O conceito de unidade espiritual de Maria é, antes de tudo, uma compreensão de que todas as formas de vida e de pensamento são manifestações da mesma fonte divina. Essa visão é revolucionária porque dissolve as barreiras que tradicionalmente separam o sagrado do mundano, o humano do divino. Em seu evangelho, ela nos recorda que a verdadeira sabedoria vem de reconhecer a interconexão de todas as coisas e que cada indivíduo carrega em si uma centelha do divino. Este princípio de interconexão, que Maria sugere de forma tão orgânica em seus ensinamentos, hoje encontra eco nas descobertas científicas que exploram a complexidade do universo e a relação entre a matéria e a energia.

A física quântica, por exemplo, com sua revelação de que a realidade é composta por uma trama invisível de energia e consciência, encontra um paralelo na visão de Maria sobre a presença do divino em todas as coisas. Para Maria, o mundo visível é apenas um reflexo de uma realidade mais profunda e espiritual, que pode ser acessada através da introspecção e da busca interior. Este entendimento nos convida a ver a ciência e a espiritualidade não como campos opostos, mas como formas complementares de entender o mistério da existência. Maria Madalena nos guia a uma reconciliação entre o que é medido e o que é sentido, entre o que se experimenta com os sentidos e o que se percebe com o coração.

No contexto do mundo moderno, onde as pessoas frequentemente sentem a pressão de se adaptarem a um ritmo acelerado e a uma constante busca por produtividade, a mensagem de Maria de desacelerar, de olhar para dentro, ressoa profundamente. A prática da meditação, do silêncio e da contemplação que ela sugere em seus ensinamentos se alinha com o desejo contemporâneo por práticas que proporcionem equilíbrio e uma conexão mais autêntica com o que é essencial. Muitos, em nossa era, procuram terapias alternativas e práticas de mindfulness como um antídoto ao estresse e à ansiedade, e encontram nos ensinamentos de Maria uma sabedoria que convida a uma reconexão com o divino dentro de si.

Além disso, a noção de unidade espiritual de Maria Madalena também traz à tona uma reflexão sobre a necessidade de uma espiritualidade inclusiva e compassiva. Sua mensagem não estabelece fronteiras entre os diferentes credos, mas busca uma integração que valoriza as diversas expressões do sagrado. Em uma era marcada pela diversidade cultural e religiosa, a visão de Maria pode servir como um elo que conecta pessoas de diferentes tradições em um diálogo aberto e respeitoso. Ela nos ensina que a essência da busca espiritual não está nos ritos exteriores, mas no movimento interno de buscar a verdade que habita no íntimo de cada ser.

Ao nos ensinar sobre a unidade espiritual, Maria também nos desafia a reconsiderar a forma como vemos o papel do sagrado em nossas vidas cotidianas. Para ela, o espiritual não é algo separado do mundo material, mas está presente em cada gesto, em cada encontro. Esse entendimento sugere uma nova forma de vivermos nossa espiritualidade no cotidiano, onde cada ação pode ser um ato de conexão com o divino. A mensagem de Maria nos convida a redescobrir a sacralidade do presente, a ver o divino nas pequenas coisas e a encontrar significado até mesmo nos momentos mais simples da vida diária.

Maria Madalena, com sua visão de unidade, também nos desafia a repensar as estruturas de poder que dominaram a história das religiões. Ela nos mostra que a autoridade espiritual não depende de hierarquias ou de títulos, mas da autenticidade de quem vive em comunhão com a verdade. Em um mundo onde muitos ainda se sentem excluídos dos espaços religiosos por causa de sua identidade, sua orientação ou seu passado, a mensagem de Maria de um amor que acolhe a todos sem distinção é profundamente relevante. Ela nos lembra que o amor divino é uma força inclusiva, capaz de atravessar qualquer barreira que os seres humanos criem.

Essa perspectiva abre espaço para um cristianismo mais acolhedor, que valoriza a experiência pessoal de cada um em sua busca pelo sagrado. E, nesse sentido, o Evangelho de Maria oferece uma inspiração para os que desejam criar comunidades espirituais mais abertas, onde a diversidade de experiências é celebrada e cada voz é ouvida. Sua ênfase na sabedoria interior e no respeito ao processo de cada alma nos convida a uma espiritualidade que não impõe respostas, mas que acompanha o outro em sua jornada, respeitando seus ritmos e suas descobertas.

Na contemporaneidade, onde as pessoas se voltam cada vez mais para o autoconhecimento e para a busca de um sentido que vá além do materialismo, os ensinamentos de Maria se mostram uma fonte rica de orientação. Eles nos ensinam que a espiritualidade é um processo contínuo de abertura para a verdade, e que a verdadeira unidade só pode ser alcançada quando reconhecemos que todos os seres são expressões do mesmo mistério divino. Essa visão é uma porta para uma nova forma de estar no mundo, uma forma que não vê a diversidade como um obstáculo, mas como uma manifestação da riqueza da criação.

Maria Madalena, com sua mensagem de unidade, desafia cada um de nós a olhar para além das aparências e a encontrar o fio invisível que nos une a todos. Ela nos convida a ultrapassar as fronteiras de nossos preconceitos, a abrir nossos corações e a permitir que o mistério do divino nos toque de forma pessoal e transformadora. Em um mundo que muitas vezes se sente dividido, sua visão de uma espiritualidade unificada se apresenta como uma resposta necessária, um chamado para que nos reconectemos com a essência que une todos os seres em um grande círculo de vida e de amor.

Os ensinamentos de Maria Madalena, portanto, oferecem ao mundo moderno não apenas uma reflexão, mas um caminho concreto de como integrar a busca espiritual à vida contemporânea. Ela nos lembra que a espiritualidade é viva e que o mistério do divino pode ser experimentado em cada respiração, em cada encontro, em cada momento de silêncio. Sua visão de unidade espiritual é um convite para que, como humanidade, nos reconheçamos como partes de um todo maior, um todo que nos acolhe, nos ensina e nos inspira a viver de forma mais plena, mais consciente e mais conectada com a verdade eterna que habita em cada um de nós.

Capítulo 23
A Redescoberta de um Símbolo

Nos últimos anos, a figura de Maria Madalena tem emergido de forma renovada, ganhando um espaço significativo nas discussões teológicas, espirituais e culturais do século XXI. Ela, que durante séculos foi relegada a um papel marginal na narrativa oficial do cristianismo, retorna agora como um símbolo de resistência e transformação. Sua história, reinterpretada por estudiosos, teólogos e buscadores espirituais, ressurge com uma força que desafia antigos dogmas e inspira novos olhares sobre a espiritualidade.

O renascimento do interesse por Maria Madalena reflete um desejo profundo de reavaliar a história de maneira mais inclusiva e justa, especialmente no que diz respeito ao papel das mulheres. Em um mundo que começa a questionar os legados de exclusão e silenciamento das vozes femininas, a história de Maria Madalena torna-se um ponto de referência para aqueles que buscam resgatar uma espiritualidade que valorize a igualdade e a justiça. Sua imagem, antes associada apenas ao arrependimento e à penitência, agora se transforma em um símbolo de liderança espiritual, uma mensageira do sagrado que transcende as barreiras impostas pela tradição.

No contexto dos movimentos feministas contemporâneos, Maria Madalena emerge como um ícone que transcende a esfera religiosa, inspirando discussões sobre o poder, a autonomia e a reconquista de narrativas que foram distorcidas ao longo dos séculos. Ela representa uma figura que resiste aos estereótipos e que reivindica seu lugar como uma líder espiritual independente e poderosa. Sua história serve de espelho para muitas mulheres que, ao longo dos tempos, também tiveram suas vozes abafadas e suas contribuições subestimadas.

O Evangelho de Maria, que permaneceu por tanto tempo escondido e ignorado pelas correntes principais do cristianismo, é redescoberto como um documento que oferece uma visão radicalmente diferente sobre o papel das mulheres no início do movimento cristão. Este texto apresenta uma Maria que dialoga com Jesus de igual para igual, que compreende os mistérios espirituais e que desafia a autoridade de outros apóstolos. É um retrato de uma figura que, em seu tempo, talvez tenha sido vista como subversiva, mas que, hoje, é um símbolo de uma espiritualidade que não se submete às hierarquias tradicionais.

A redescoberta de Maria Madalena também reflete um movimento mais amplo de busca por uma espiritualidade mais autêntica e menos institucionalizada. Muitas pessoas que se sentem alienadas pelas formas tradicionais de religiosidade encontram em Maria um modelo de espiritualidade pessoal e direta, que valoriza a experiência íntima do sagrado e a busca pelo autoconhecimento. Sua figura parece ecoar um anseio contemporâneo por uma prática espiritual que não se limite aos rituais e dogmas, mas que seja uma jornada de transformação interior.

Além disso, Maria Madalena se torna um ponto de convergência para diferentes tradições espirituais e esotéricas que a veem como uma mestra de sabedoria. Em certos círculos do gnosticismo moderno, ela é reverenciada como uma portadora de conhecimentos ocultos, uma iniciada nos mistérios mais profundos do espírito. Em práticas de espiritualidade feminista, ela é considerada uma representante do arquétipo do Divino Feminino, uma imagem que transcende a figura histórica para se tornar um símbolo universal da força e da intuição feminina.

No entanto, o interesse por Maria Madalena no século XXI vai além de seu simbolismo como ícone feminista. Ela também atrai aqueles que, independentemente de gênero, se sentem chamados a uma espiritualidade que busca a conexão com o mistério divino em suas várias formas. Seu evangelho, com sua ênfase na busca interior e na importância do amor e da compaixão, oferece uma resposta àqueles que procuram uma forma de fé que seja mais inclusiva e centrada no coração. É uma mensagem que ressoa com o espírito de um tempo em que as pessoas anseiam por uma reconexão com a sacralidade do mundo e das relações humanas.

A redescoberta de Maria Madalena também trouxe novos debates sobre a interpretação das escrituras e sobre a história do cristianismo. Seu papel como "apóstola dos apóstolos" é um dos pontos que mais têm sido revisitados por teólogos e historiadores, que buscam compreender como uma figura tão central foi progressivamente marginalizada. Este movimento de redescoberta não é apenas uma tentativa de corrigir a narrativa histórica, mas também um esforço para entender o que foi perdido quando sua voz foi silenciada. Compreender Maria em toda a sua complexidade significa, para muitos, resgatar uma versão do cristianismo que valoriza a diversidade de perspectivas e que vê a liderança espiritual como algo que transcende as fronteiras de gênero.

Este novo olhar sobre Maria Madalena no século XXI tem levado a uma maior presença de sua figura em obras de arte, literatura, cinema e nas práticas espirituais de muitas comunidades ao redor do mundo. Ela inspira tanto obras de ficção que reimaginam sua vida e sua mensagem, como também estudos acadêmicos que procuram explorar as implicações de sua figura para a história e a teologia. Esse processo de redescoberta e reinterpretação é, em muitos sentidos, um movimento coletivo de busca pela verdade, um esforço para trazer à luz aquilo que foi obscurecido por séculos de interpretações limitadas.

A força dessa redescoberta está, em parte, na sua capacidade de provocar e desafiar as visões estabelecidas. Maria Madalena nos lembra que as histórias que contamos sobre o passado moldam a forma como vemos o presente e, mais do que isso, como projetamos o futuro. Ao revisitar sua figura, o século XXI se depara com a necessidade de reimaginar o lugar das mulheres, não apenas na história do cristianismo, mas em todas as esferas da vida religiosa e espiritual.

Assim, Maria Madalena torna-se uma ponte entre o antigo e o novo, entre as tradições do passado e as demandas por justiça e igualdade do presente. Ela nos desafia a ver além das convenções, a escutar as vozes que foram esquecidas e a buscar uma forma de espiritualidade que esteja alinhada com as realidades do nosso tempo. O século XXI, com suas complexidades e suas crises de significado, encontra em Maria Madalena um símbolo de renovação espiritual, uma figura que nos lembra da importância de nos reconectarmos com nossas raízes mais profundas, enquanto caminhamos em direção a um futuro mais compassivo e inclusivo.

O futuro da espiritualidade inspirada por Maria Madalena aponta para um caminho de profundidade e renovação, que busca integrar o que foi redescoberto de sua história com as demandas do mundo contemporâneo. Mais do que uma figura do passado, ela se torna um farol que ilumina questões urgentes para a prática espiritual moderna: como equilibrar a busca por uma conexão interna com a necessidade de um sentido de comunidade, como reconciliar tradições antigas com a sede por uma espiritualidade mais livre e descomplicada, e como reconhecer as vozes esquecidas que ainda ecoam em nossa trajetória coletiva.

Um dos aspectos centrais dessa espiritualidade é a reconciliação entre a tradição e a inovação. Maria Madalena, em seus ensinamentos preservados e reinterpretados, representa uma ponte entre os elementos mais místicos do cristianismo primitivo e a necessidade contemporânea de uma experiência direta e pessoal com o sagrado. Seu evangelho oferece uma visão em que a busca pelo divino é uma jornada individual, marcada pelo autoconhecimento, pela introspecção e pela vivência do amor. Contudo, sua figura também nos convida a refletir sobre o papel das comunidades, sobre a importância do acolhimento e da troca de experiências espirituais em um mundo cada vez mais fragmentado.

No horizonte do século XXI, as práticas espirituais inspiradas em Maria Madalena têm o potencial de gerar movimentos que fogem das estruturas rígidas e dogmáticas, criando novos espaços de convivência espiritual. Esses espaços podem ser círculos de reflexão, grupos de meditação e retiros que buscam reviver o espírito de comunhão que permeava as primeiras comunidades cristãs. Neles, o foco se desloca das estruturas hierárquicas para a escuta e o diálogo, refletindo uma prática que valoriza a sabedoria de cada participante, onde o testemunho de cada um é acolhido como uma expressão legítima da busca pelo divino.

Ao mesmo tempo, o futuro da espiritualidade madalenina abraça a pluralidade. Maria Madalena tem sido redescoberta em contextos que vão além do cristianismo, atraindo seguidores que se identificam com suas mensagens, mas que pertencem a diferentes tradições ou que preferem trilhar caminhos espirituais independentes. Sua figura se torna um símbolo de abertura, um convite para que se explore o que há de comum entre as diversas experiências humanas do sagrado. Ela aponta para uma espiritualidade que não nega as raízes históricas, mas que também não teme se expandir e dialogar com outras tradições, como o budismo, o sufismo, e outras formas de misticismo.

Dentro desse processo de ressignificação, Maria Madalena representa também um desafio às narrativas estabelecidas sobre poder e autoridade na religião. O futuro de sua espiritualidade implica uma reavaliação do que significa ser um guia ou líder espiritual. Em vez de se basear em títulos ou posições formais, a liderança inspirada por ela é aquela que surge da experiência vivida, da capacidade de compreender a dor e a esperança dos outros, e de caminhar junto. É um modelo que reflete o que seu evangelho sugere: um conhecimento profundo e pessoal do sagrado, compartilhado de forma humilde e compassiva.

Esse novo paradigma é, ao mesmo tempo, uma crítica e uma alternativa aos modelos patriarcais de autoridade que dominaram a história da espiritualidade ocidental. Maria Madalena, cuja voz foi silenciada e transformada ao longo dos séculos, agora emerge como um emblema de uma liderança que não se baseia na imposição, mas na inspiração. Aqueles que se identificam com seu caminho são chamados a repensar as formas de liderança em suas comunidades, priorizando o acolhimento, a compaixão e a abertura ao diferente, em vez de buscar o controle e a manutenção das estruturas estabelecidas.

Ademais, o futuro da espiritualidade de Maria Madalena parece estar profundamente entrelaçado com as questões de justiça social e equidade de gênero. A figura de Maria, com sua trajetória marcada pela marginalização e pelo resgate, inspira movimentos que buscam promover a igualdade e a valorização de vozes historicamente silenciadas. Em um contexto em que as lutas por direitos das mulheres e por reconhecimento das diferenças são centrais, Maria Madalena se torna um símbolo poderoso de resistência e transformação. Sua espiritualidade é, em essência, uma espiritualidade da inclusão, que reconhece o valor da diversidade e que busca criar um espaço onde todas as almas possam ser ouvidas.

Ao se pensar nas próximas gerações, o legado de Maria Madalena também oferece uma abordagem única para os desafios da sustentabilidade e da conexão com a Terra. Seus ensinamentos, que enfatizam a necessidade de uma conexão profunda com o que é essencial, podem ser reinterpretados para nos ajudar a redescobrir uma espiritualidade ecológica, que valorize a relação respeitosa com o planeta e com todas as formas de vida. Assim, sua mensagem ecoa como um chamado para que a espiritualidade contemporânea não se limite a questões pessoais, mas que também se comprometa com a proteção e a celebração da vida em todas as suas manifestações.

Por fim, a espiritualidade de Maria Madalena aponta para uma busca constante pelo equilíbrio entre o feminino e o masculino, tanto no plano simbólico quanto no cotidiano das práticas espirituais. A redescoberta de seu papel ao lado de Jesus nos lembra que a experiência do divino não pode ser limitada a uma única perspectiva. Ao reconhecer o sagrado feminino em sua figura, redescobrimos também um convite para equilibrar as energias que moldam nossas comunidades e nossas relações. Esse equilíbrio não é apenas uma questão de gênero, mas um chamado para integrar aspectos de cuidado, intuição, força e racionalidade de forma harmoniosa e complementar.

Maria Madalena, como uma figura de transição entre mundos e tempos, oferece uma visão de espiritualidade que é tão fluida quanto firme em sua busca pela verdade. O futuro dessa espiritualidade pode ser visto como um movimento em direção a uma prática que valoriza tanto o mistério quanto a clareza, tanto o silêncio da meditação quanto o som das vozes que se levantam por justiça. Em um mundo em constante transformação, onde os antigos pilares da fé são desafiados e questionados, Maria Madalena nos oferece um mapa para trilhar um caminho que respeita o passado, mas que se volta para o futuro com esperança e abertura.

O potencial dessa espiritualidade reside justamente em sua capacidade de se adaptar e de encontrar novas formas de expressão que respondam aos desafios de cada tempo. O futuro de Maria Madalena é um futuro que nos chama a mergulhar em nossas próprias jornadas interiores, mas que também nos impulsiona a construir comunidades mais justas, compassivas e conectadas com o sagrado em todas as suas formas. E, nesse processo, ela continua a ser uma presença viva, que nos inspira a desafiar as sombras e a buscar a luz, onde quer que ela nos guie.

Capítulo 24
Espiritualidade e Verdade

As palavras do Evangelho de Maria Madalena ecoam como um murmúrio antigo que atravessa os séculos, trazendo consigo mistérios e lições que desafiam as convenções e os dogmas estabelecidos. À medida que nos aproximamos do final dessa jornada de reflexão e redescoberta, é como se estivéssemos diante de uma tapeçaria intricada, tecida por fios de sabedoria que foram cuidadosamente escondidos, e que agora reluzem à luz de uma nova compreensão. As reflexões sobre o Evangelho de Maria não são meramente um retorno ao passado, mas uma reavaliação de conceitos essenciais que ainda reverberam em nosso tempo, apontando para caminhos de transformação pessoal e coletiva.

A leitura das palavras de Maria convida à introspecção. Diferente de outros textos do cristianismo primitivo, que frequentemente enfatizam a obediência a uma autoridade externa, o Evangelho de Maria nos leva a uma busca interna. Nas suas linhas, encontramos uma mensagem que valoriza a capacidade humana de se conectar diretamente com o divino, sem a necessidade de intermediários. É como se Maria nos guiasse em direção a um templo interior, onde cada um de nós é convidado a explorar os recantos mais profundos da alma e a encontrar ali a luz que nos guia. A sua visão sugere que o Reino de Deus não é um lugar distante, mas uma realidade que se descobre na própria consciência, na experiência íntima do sagrado.

As reflexões sobre o pecado e a culpa, tão presentes em muitas tradições religiosas, são aqui transformadas em algo mais sutil. Maria Madalena nos fala sobre o peso dos "vínculos materiais", referindo-se a tudo o que nos prende ao mundo exterior e nos afasta de nossa essência espiritual. Em suas palavras, o verdadeiro pecado seria esquecer nossa própria natureza divina, afastando-nos do conhecimento de quem somos e do propósito maior que nos conecta ao cosmos. Essa abordagem nos desafia a reconsiderar o que significa a redenção, não como um perdão recebido de fora, mas como um despertar para a verdade que reside em cada um de nós.

Essa perspectiva ressoa profundamente com os anseios contemporâneos por uma espiritualidade que vá além da mera observância de rituais. Em um mundo onde muitos se sentem desconectados de si mesmos e do sentido maior da existência, a mensagem de Maria Madalena oferece um caminho de reconexão com a própria alma. É um chamado para que olhemos para dentro e, ao mesmo tempo, nos abramos para o mistério do que está além de nossa compreensão imediata. Ela nos convida a explorar as perguntas que transcendem os limites da lógica, e a abraçar o paradoxo que é a busca por um conhecimento que não pode ser completamente compreendido, mas apenas experimentado.

Em suas conversas com os discípulos, como descrito no evangelho, Maria se mostra como alguém que transita entre o visível e o invisível, entre o material e o espiritual. Sua narrativa de uma jornada através das esferas celestiais é, na verdade, um mapa simbólico, uma metáfora para a viagem que cada um de nós é chamado a fazer. As esferas, os reinos que ela descreve, falam de estados de consciência e de purificação, em que a alma se liberta das amarras que a impedem de ascender. Não se trata de um percurso reservado a poucos, mas de um convite universal para que todos trilhem o caminho do autoconhecimento e da elevação.

No contexto mais amplo da tradição cristã, essas reflexões provocam um questionamento sobre o papel da revelação e da interpretação. Se Maria Madalena, uma mulher cujo testemunho foi historicamente silenciado, carrega uma mensagem de profundo valor espiritual, como devemos entender as escolhas que moldaram o cânone oficial? Quais vozes foram deixadas de lado, e que tipo de visão de espiritualidade foi excluída em nome da uniformidade e do controle? Maria, em seu evangelho, não apenas narra uma experiência pessoal de revelação, mas nos alerta sobre o perigo de ignorar as revelações que vêm de lugares inesperados, de corações e mentes que muitas vezes não se conformam às expectativas estabelecidas.

O Evangelho de Maria nos oferece, portanto, um duplo convite: à introspecção e à abertura para o novo. Ele nos pede para silenciar o ruído do mundo exterior e ouvir a voz sutil que fala dentro de cada um de nós. Ao mesmo tempo, nos desafia a acolher as narrativas que foram marginalizadas, a reconhecer que a verdade não é propriedade de um único grupo, mas que se revela de múltiplas formas, por meio de diferentes histórias e experiências. Maria Madalena se torna, assim, um símbolo de resistência à simplificação da fé, uma mensageira de uma espiritualidade que é viva e dinâmica, capaz de se adaptar e de se transformar.

À medida que avançamos nessas reflexões, torna-se evidente que o evangelho de Maria Madalena é mais do que um texto; é um convite a uma revolução interior. As palavras que ela compartilha nos lembram que a busca pela verdade é, antes de tudo, uma busca por nós mesmos, uma jornada que nos leva a questionar o que acreditamos ser e a descobrir novas dimensões do nosso ser. É um processo que envolve tanto a dor da desconstrução quanto a alegria da descoberta, que nos convida a nos desapegar das certezas e a abraçar o mistério.

E talvez seja esse um dos maiores legados do Evangelho de Maria: a coragem de não saber, a aceitação de que há mistérios que ultrapassam a nossa compreensão. Maria nos guia por um caminho onde o conhecimento e a ignorância caminham lado a lado, onde a certeza de um momento pode dar lugar à dúvida no instante seguinte. Ela nos ensina que o divino se revela tanto nas respostas quanto nas perguntas, e que é na humildade de aceitar nossa própria finitude que encontramos a verdadeira sabedoria.

Assim, ao nos aproximarmos do fim dessa jornada de redescoberta, as reflexões sobre o Evangelho de Maria Madalena nos deixam com um senso de abertura e de continuidade. A história de Maria não se encerra com as palavras registradas em papiros antigos; ela se prolonga em cada leitor que se permite ser tocado por sua mensagem. O futuro da espiritualidade inspirada por Maria Madalena é um futuro de possibilidades, onde o passado e o presente se encontram, e onde o sagrado pode ser experimentado de formas que ainda estamos por descobrir.

Nesse caminho, Maria permanece como uma guia que nos lembra que o verdadeiro encontro com o divino é um encontro consigo mesmo, e que cada um de nós carrega a responsabilidade de ser, em suas próprias palavras, "um buscador da verdade".

Quando os ecos da história silenciam, emergem as figuras que resistiram ao tempo, trazendo à tona verdades que nunca perderam sua essência. Maria Madalena é uma dessas figuras, cujo legado transcende os séculos, desafiando interpretações e revisitando o papel que lhe foi atribuído no desenvolvimento do cristianismo. Seu evangelho, mais do que um texto antigo, representa uma voz que buscou romper com as barreiras da hierarquia e da narrativa dominante, insistindo em uma espiritualidade mais livre, menos controlada pelas instituições e mais centrada na experiência individual do divino. A importância de Maria Madalena para a história do cristianismo está em sua capacidade de desafiar os padrões estabelecidos, sugerindo uma outra forma de entender a fé e o papel das mulheres na tradição.

Por muito tempo, sua imagem foi envolta em sombras, convertida pela tradição em um símbolo de arrependimento e redenção, uma pecadora que encontrou salvação aos pés de Jesus. No entanto, ao observarmos seu legado com um olhar mais atento, descobrimos uma liderança espiritual que estava à frente de seu tempo. Maria Madalena, tal como emerge de seu próprio evangelho e de outras fontes apócrifas, revela-se uma mulher que compreendeu profundamente a mensagem de Jesus e que não hesitou em transmiti-la com coragem. Sua posição de destaque entre os apóstolos, sua visão espiritual única e sua conexão direta com o Cristo ressuscitado indicam uma figura que foi muito além do papel que a tradição oficial lhe reservou.

Essa redescoberta não é apenas uma questão de justiça histórica, mas uma oportunidade para reavaliar os fundamentos do cristianismo. Se o testemunho de Maria Madalena, tão central nos primeiros momentos da fé cristã, foi relegado a segundo plano, o que mais foi perdido nessa transição para uma igreja mais hierárquica e masculina? O Evangelho de Maria oferece uma pista de como poderia ter sido um cristianismo onde as vozes femininas não fossem silenciadas, onde a diversidade de experiências espirituais fosse valorizada. Assim, ao resgatarmos sua história, resgatamos também a possibilidade de uma fé que integra e valoriza a pluralidade, que reconhece a sabedoria presente tanto nos homens quanto nas mulheres, e que encontra força na diversidade de pensamentos.

Maria Madalena, no entanto, não é apenas uma figura do passado. Sua história se entrelaça com os movimentos de renovação espiritual do presente, que buscam reconectar-se com a essência perdida em meio às estruturas rígidas e aos dogmas fixos. Nos dias de hoje, quando muitos buscam um sentido mais profundo em suas vidas espirituais, ela se torna um farol que aponta para um caminho de autonomia e autoconhecimento. Sua insistência na importância de conhecer a si mesmo e de buscar a verdade interior ecoa nas práticas de espiritualidade contemporânea, que valorizam a meditação, a introspecção e o contato direto com o mistério divino.

Esse legado nos faz questionar a narrativa de um cristianismo monolítico, onde a doutrina se sobrepõe à experiência pessoal do divino. Maria Madalena nos oferece um exemplo de resistência à homogeneização da fé, mostrando que o caminho de Jesus poderia ser compreendido de múltiplas formas, cada uma refletindo uma faceta do mistério que ele representava. Ela se opõe à visão que Pedro e outros líderes apostólicos consolidaram, não por desobedecer, mas por oferecer uma perspectiva que amplia o horizonte espiritual da mensagem cristã. Esse embate é simbólico de um conflito que transcende as figuras envolvidas, representando o confronto entre uma tradição que busca consolidar-se e uma espiritualidade que insiste em manter-se livre e fluida.

Ao longo dos séculos, essa dualidade entre controle e liberdade, entre a estrutura e o espírito, continua a ser um tema central na evolução do cristianismo. Maria Madalena, com seu evangelho e sua presença mística, representa o lado que questiona, que não se contenta com as respostas prontas e que busca sempre ir além. Ela é um lembrete de que o mistério de Cristo não pode ser completamente encapsulado por nenhuma instituição ou doutrina, mas que ele vive nas almas daqueles que, como ela, têm a coragem de procurar por mais.

Além disso, o legado de Maria Madalena nos ajuda a refletir sobre a necessidade de inclusão na fé. A exclusão das vozes femininas não foi apenas uma questão histórica, mas teve consequências profundas na forma como o cristianismo se desenvolveu, tanto em termos de doutrina quanto de prática espiritual. A valorização de Maria Madalena como uma líder espiritual nos permite imaginar uma história alternativa, onde as mulheres tivessem continuado a desempenhar papéis centrais, onde as comunidades cristãs fossem mais abertas à diversidade de lideranças e experiências. A tradição que relegou Maria ao silêncio também calou outras vozes, e resgatar sua importância é, de certa forma, resgatar também todas as vozes que foram esquecidas ao longo do caminho.

Este resgate tem implicações para além da história do cristianismo, tocando em questões sociais e culturais que permanecem relevantes até hoje. Maria Madalena surge como um símbolo de resistência não apenas ao apagamento de sua história, mas a todos os processos que buscam marginalizar e silenciar aquilo que é diferente. Ela inspira a luta por reconhecimento e igualdade, servindo como uma figura de referência para movimentos que buscam transformar as estruturas injustas, não apenas dentro da religião, mas em todas as esferas da vida.

Essa figura renovada de Maria Madalena, que surge do estudo de seu evangelho e de sua presença nos textos apócrifos, é uma figura que nos desafia a olhar para dentro e a questionar. Sua mensagem é um convite a todos que se sentem à margem, a todos que procuram por um caminho espiritual que faça sentido para além das convenções estabelecidas. Ao reafirmar sua posição de liderança espiritual, ao recuperar seu papel como a primeira testemunha da ressurreição, estamos, na verdade, reafirmando a importância de uma fé viva e que não teme os desafios do novo.

Neste último olhar sobre o legado de Maria, torna-se claro que sua importância vai além de seu contexto histórico. Ela se torna um símbolo atemporal de busca pela verdade e de coragem para enfrentar as adversidades em nome do que acredita ser justo e verdadeiro. A redescoberta de Maria Madalena é, portanto, uma oportunidade de redescobrir a essência de uma espiritualidade que se recusa a ser domada, que prefere a liberdade do vento que sopra onde quer ao peso das muralhas erguidas pelas instituições.

A história de Maria, tão antiga e, ao mesmo tempo, tão presente, nos lembra de que o sagrado se esconde nas margens, nos lugares menos esperados. E que talvez seja justamente ali, na periferia das grandes narrativas, onde encontramos as verdades que nos transformam.

Capítulo 25
A Jornada de Autoconhecimento

Em meio às complexidades da mensagem cristã e às disputas de poder que moldaram sua trajetória, a figura de Maria Madalena emerge não apenas como uma líder espiritual, mas como um farol para aqueles que buscam o autoconhecimento como um caminho de elevação espiritual. Seu evangelho não se limita a relatar eventos e ensinamentos; ele convoca a uma jornada interna, um mergulho profundo nas águas do espírito, onde cada alma é chamada a descobrir a si mesma, desvendar seus mistérios e reconhecer a luz que carrega.

O caminho de autoconhecimento proposto por Maria Madalena não é uma rota linear, mas sim um labirinto de reflexões e confrontos com as próprias sombras. Seu evangelho destaca a importância de questionar, de não aceitar respostas prontas, de reconhecer os medos e desejos que habitam o coração humano. Nessa perspectiva, o autoconhecimento não é apenas uma ferramenta, mas a própria essência da salvação. Maria não enxerga a redenção como um dom externo, concedido por uma autoridade superior, mas como uma descoberta íntima da verdade que cada indivíduo carrega em seu ser.

Nos fragmentos sobreviventes do Evangelho de Maria, encontramos um convite persistente para abandonar as amarras das preocupações terrenas e mergulhar na busca pela sabedoria interior. Em uma de suas passagens mais enigmáticas, ela descreve como a alma deve confrontar diferentes níveis de consciência, desafios que surgem como barreiras ao verdadeiro entendimento do que é divino. Esses níveis, descritos de forma simbólica, podem ser interpretados como aspectos da psique que bloqueiam a clareza espiritual—medos, julgamentos, desejos que desviam do caminho da iluminação.

Para Maria, essa jornada se inicia com o reconhecimento da natureza ilusória de muitas das certezas humanas. Ela sugere que a libertação não está em dogmas ou em estruturas religiosas rígidas, mas na capacidade de desapegar-se das ilusões que criamos sobre o mundo e sobre nós mesmos. Assim, ao seguirmos seu caminho, percebemos que o autoconhecimento é um processo de desnudamento, de desapego das máscaras que acumulamos ao longo da vida. Essa libertação é, em última instância, a chave para uma conexão autêntica com o divino, uma relação que não precisa de intermediários, pois é vivida diretamente no coração.

A importância desse ensinamento é especialmente relevante em um mundo onde as vozes externas muitas vezes abafam o som da própria alma. Maria Madalena nos lembra que cada um carrega um pedaço da verdade dentro de si e que essa verdade só pode ser acessada através da introspecção, da meditação e da coragem de enfrentar as próprias sombras. Seu evangelho nos desafia a não buscar fora o que já reside em nós, a não temer o silêncio que revela a profundidade do nosso ser.

Em suas palavras, há um apelo à autonomia espiritual, à capacidade de caminhar por si mesmo na senda da verdade. Maria não fala como uma autoridade que impõe regras, mas como uma guia que indica o caminho e encoraja cada um a dar os próprios passos. Essa postura a diferencia de muitas figuras religiosas de seu tempo, que buscavam a obediência e o controle dos seguidores. A mensagem de Maria Madalena é, antes de tudo, uma mensagem de empoderamento espiritual, uma convocação para que cada alma descubra seu próprio potencial de conexão com o sagrado.

Em um mundo onde a fé era frequentemente associada à submissão, Maria propõe um caminho de empoderamento pessoal. Ela não nega a importância de Cristo, mas compreende sua mensagem como um convite à transformação interior. Ao testemunhar a ressurreição de Jesus, ela não apenas presenciou um milagre externo, mas viveu uma experiência de renascimento espiritual, um evento que lhe revelou a profundidade de sua própria capacidade de entender os mistérios divinos.

Seu evangelho, portanto, não é um simples relato de eventos ou uma coletânea de ensinamentos éticos; é um mapa para uma jornada de autoconhecimento que desafia as certezas do mundo externo. Ao mergulhar em suas palavras, somos confrontados com a necessidade de confrontar nossos próprios medos, de nos despirmos das expectativas que o mundo nos impõe e de nos reconectar com aquilo que é essencial em nossa natureza.

Maria Madalena nos ensina que o verdadeiro conhecimento espiritual não pode ser transmitido através de discursos, mas deve ser experimentado em cada alma. Para aqueles que buscam respostas definitivas, ela oferece a profundidade de um mistério, a infinidade de um silêncio que fala mais do que as palavras. Em suas lições, há um convite para que cada um encontre seu próprio caminho, para que não se deixe limitar pelas interpretações dos outros, mas que ouse explorar sua própria relação com o sagrado.

Neste capítulo de sua jornada, o evangelho de Maria Madalena oferece uma perspectiva de fé que se assemelha a uma travessia pelo deserto, onde cada passo é dado em direção à descoberta de uma nova paisagem interna. A caminhada pode ser árdua, mas é ela que prepara a alma para reconhecer a luz quando ela finalmente desponta no horizonte. É essa busca, cheia de incertezas e descobertas, que transforma o ser, que o eleva para além dos limites impostos pela carne e pelo mundo.

Em tempos em que a espiritualidade muitas vezes é diluída em fórmulas prontas e respostas rápidas, o legado de Maria Madalena nos lembra que a verdadeira jornada espiritual não pode ser apressada. Ela é como a semente que, antes de germinar, precisa enfrentar as profundezas da terra, escuras e misteriosas, para só então emergir à luz. Cada um de nós é essa semente, e Maria, com sua história e suas palavras, nos mostra que o caminho do autoconhecimento é a via para a transformação espiritual, para uma nova forma de viver e de compreender o mistério da existência.

Assim, ao nos depararmos com os ensinamentos de Maria, somos convidados a não apenas admirar sua sabedoria, mas a incorporá-la em nossa própria busca pela verdade. E, nesse processo, descobrimos que a mensagem de Maria Madalena, nascida em um tempo de opressão e de dogmas, permanece viva, ressoando nas almas que ainda buscam encontrar, dentro de si mesmas, o reflexo do divino.

A jornada de autoconhecimento proposta por Maria Madalena não se limita a reflexões filosóficas ou visões místicas, mas inclui também práticas concretas que nos conduzem ao despertar espiritual. Em seu evangelho, a introspecção e a busca pelo entendimento profundo da própria alma são apresentadas como um caminho necessário para encontrar a verdadeira conexão com o divino. Ao nos guiarmos por seus ensinamentos, encontramos práticas que, mesmo séculos depois, continuam a ressoar, oferecendo um guia para aqueles que desejam trilhar esse caminho de descoberta interior.

Uma das práticas centrais presentes nos ensinamentos de Maria Madalena é a meditação. Maria fala de um recolhimento necessário, de uma escuta atenta da própria alma, que nos permite ultrapassar as distrações do mundo e mergulhar nas profundezas do nosso ser. A meditação, segundo a perspectiva de Maria, não é um simples acalmar da mente, mas um convite a descer aos mistérios da existência, um movimento de interiorização que nos coloca frente a frente com as verdades que resistem às palavras. Ela nos convida a silenciar as vozes externas para que possamos ouvir a voz interna que sussurra segredos de uma sabedoria ancestral.

Para aqueles que desejam seguir essa prática, Maria sugere que a meditação seja acompanhada de uma postura de entrega, onde o praticante não busca controlar os pensamentos, mas se permite observar o que surge. É uma prática de desapego, em que o meditador aprende a reconhecer seus desejos e medos sem se apegar a eles. Ao fazer isso, a pessoa começa a perceber que muitos dos seus tormentos são criações da mente, sombras que se dissipam quando enfrentadas com coragem e serenidade. Essa meditação é um retorno ao estado original do ser, onde a alma se reconhece como parte de algo maior e se reconecta com a paz que transcende as inquietações do cotidiano.

Outro aspecto importante dos ensinamentos de Maria é a prática da contemplação. Diferente da meditação, que envolve um esvaziamento da mente, a contemplação é um exercício de olhar profundamente para a natureza e para os mistérios da vida, buscando ver além da superfície. Maria Madalena fala da importância de contemplar as belezas e os ciclos da natureza como uma forma de espelhar os processos internos da alma. Ao contemplar um pôr do sol, o desabrochar de uma flor ou o movimento das águas, somos levados a refletir sobre os ciclos de vida, morte e renascimento que também acontecem dentro de nós.

Maria sugere que a prática da contemplação seja feita de maneira simples, sem a necessidade de rituais elaborados. Pode ser realizada ao caminhar em um bosque, ao observar as estrelas, ou mesmo ao prestar atenção ao ritmo da própria respiração. Essa prática desperta a sensibilidade para perceber o sagrado nas pequenas coisas, para enxergar o reflexo do divino em tudo que nos cerca. Em um mundo cada vez mais acelerado, a contemplação proposta por Maria Madalena nos lembra da importância de desacelerar e de encontrar o tempo para simplesmente ser, para sentir a conexão com o todo.

Além da meditação e da contemplação, os ensinamentos de Maria também nos falam sobre a importância do autoexame. Este é um processo de olhar para dentro de si com honestidade e coragem, reconhecendo não apenas as virtudes, mas também as falhas e as sombras. Maria nos ensina que não há crescimento espiritual sem o confronto com os próprios defeitos, sem a coragem de enxergar as camadas mais sombrias da própria alma. Para ela, a salvação não se dá pelo simples ato de crer, mas pela disposição de transformar-se, de abandonar os antigos padrões que nos afastam da luz.

O autoexame pode ser feito através da escrita, de diários espirituais em que se registram os pensamentos e emoções, buscando identificar os padrões recorrentes que limitam o crescimento. Maria sugere que ao colocar as emoções em palavras, damos a elas um nome e, ao nomeá-las, começamos a exercer um poder sobre elas, libertando-nos do domínio do que é inconsciente. Esse processo de escrita se torna uma ferramenta para a transformação pessoal, uma forma de ver com clareza os aspectos que precisam ser curados.

Outro pilar importante nas práticas espirituais de Maria Madalena é a abertura para o perdão, tanto para si mesmo quanto para os outros. Maria compreende que o processo de autoconhecimento muitas vezes revela dores e feridas antigas, mágoas que carregamos e que nos prendem a experiências do passado. Ela ensina que o perdão é a chave que liberta a alma dessas amarras, permitindo que a pessoa siga em frente, leve e renovada. Mas o perdão, segundo Maria, não é um ato de esquecimento ou de ignorar as ofensas, mas um processo de compreensão profunda de que o sofrimento, muitas vezes, nasce da ignorância sobre a própria natureza divina.

Para alcançar essa prática do perdão, Maria Madalena sugere o uso de rituais simples de purificação, como lavar as mãos em águas correntes, simbolizando a limpeza das impurezas emocionais e mentais. Esse ato, carregado de simbolismo, lembra a importância de deixar ir aquilo que nos pesa, permitindo que o fluxo da vida continue sem as cargas que acumulamos. Ela também propõe momentos de silêncio em que o indivíduo possa refletir sobre os motivos de sua dor e encontrar, nesse silêncio, a compaixão por si mesmo e pelos outros.

Por fim, Maria nos lembra da importância da comunidade e do compartilhar das experiências espirituais. Ela acreditava que a jornada do autoconhecimento não era solitária, mas que os laços com outros buscadores podiam fortalecer o caminho de cada um. As conversas, as partilhas sinceras sobre as dificuldades e as conquistas espirituais, criam um espaço de apoio mútuo, onde as experiências de cada um se tornam fonte de aprendizado para todos. Para ela, a verdadeira comunidade espiritual é aquela que, ao invés de julgar, acolhe, que ao invés de impor dogmas, convida à descoberta mútua.

Essas práticas espirituais inspiradas nos ensinamentos de Maria Madalena oferecem uma trilha para aqueles que desejam seguir o caminho do autoconhecimento em meio aos desafios da vida moderna. Ao integrar meditação, contemplação, autoexame, perdão e comunhão com outros buscadores, cada pessoa pode encontrar um caminho único de conexão com o sagrado, construindo uma vida que reflete a harmonia entre o mundo interno e o universo ao seu redor.

A mensagem de Maria Madalena nos revela que o autoconhecimento é uma aventura que, ao mesmo tempo, exige esforço e oferece recompensas inestimáveis. E é nesse caminho de encontros e desencontros com nossa própria alma que, tal como Maria, podemos descobrir a paz profunda que nasce da reconexão com o divino que habita em nós. Assim, cada passo dado em direção a esse conhecimento interior se torna uma forma de honrar o legado de Maria e de continuar a trilha que ela abriu com sua sabedoria e coragem.

Capítulo 26
A Inclusão Feminina na Espiritualidade

Desde os primórdios da história humana, as figuras femininas sempre tiveram um papel intrínseco nas práticas espirituais e religiosas. Contudo, muitas dessas contribuições foram silenciadas ou marginalizadas ao longo dos séculos, especialmente nas tradições religiosas que se consolidaram como dominantes. Maria Madalena emerge nesse contexto como um símbolo de resistência e de reivindicação desse espaço perdido. Sua história, como a "apóstola dos apóstolos", convida a um olhar renovado sobre a importância de incluir as vozes femininas nas práticas espirituais contemporâneas.

A exclusão das mulheres de papéis de liderança nas tradições espirituais não é um fenômeno exclusivo do cristianismo. Em diversas culturas, o sagrado feminino foi sendo lentamente relegado a um segundo plano, em favor de uma perspectiva patriarcal que enxergava a liderança espiritual como um domínio essencialmente masculino. A figura de Maria Madalena, no entanto, é uma evidência de que essa supressão não reflete a realidade original das comunidades espirituais, especialmente nas primeiras décadas após a morte de Jesus.

Nos textos apócrifos, Maria Madalena surge como uma líder respeitada, uma mulher cuja compreensão profunda das palavras de Jesus a colocava em posição de ensinar e inspirar. Ela possuía uma compreensão do espiritual que ia além do formalismo, abraçando uma perspectiva que unia o coração e a mente. Essa era uma visão de espiritualidade que não se limitava à letra da lei, mas que buscava o espírito por trás das palavras, um convite à conexão direta com o divino.

Essa liderança, no entanto, foi sistematicamente apagada pela estrutura eclesiástica que, com o tempo, solidificou-se em torno de uma hierarquia masculina. O desafio de Maria à exclusão feminina se torna, assim, uma mensagem poderosa para o presente. Em um mundo em que as desigualdades de gênero ainda são uma realidade, recuperar o papel das mulheres na espiritualidade não é apenas um ato de justiça histórica, mas uma necessidade para o enriquecimento das práticas espirituais atuais.

A inclusão das mulheres nos espaços de liderança espiritual promove um equilíbrio necessário entre as energias masculina e feminina. Maria Madalena, com sua visão profunda sobre a natureza do divino e sua abertura para o mistério, simboliza um retorno ao equilíbrio que as tradições ancestrais conheciam, mas que foi perdido ao longo do tempo. Em seus ensinamentos, Maria sugere que a alma humana é tanto receptiva quanto ativa, tanto contemplativa quanto dinâmica, e que as mulheres, com sua sensibilidade, têm um papel especial na mediação desses mistérios.

A inclusão feminina traz também uma renovação na forma de lidar com o sagrado. Maria Madalena, por exemplo, abordava questões de compaixão, de perdão e de amor incondicional de maneira muito próxima e empática. Sua maneira de tratar aqueles que buscavam a redenção mostrava uma compreensão de que a transformação espiritual era um processo delicado, que exigia paciência e cuidado. Tal perspectiva se contrapõe a uma abordagem que, em muitas tradições, foi marcada pelo rigor e pelo julgamento. Ao trazer essa visão de Maria para os tempos modernos, há um chamado para que o amor e a compaixão voltem a ocupar o centro da espiritualidade.

As práticas espirituais que incluem o feminino resgatam também a importância da sabedoria intuitiva. Enquanto a razão e a lógica muitas vezes foram exaltadas em detrimento do sentir, Maria Madalena nos lembra de que a intuição é uma forma valiosa de sabedoria. Para ela, ouvir a voz interior era essencial para a compreensão dos mistérios divinos. Ao incluir as mulheres nos espaços de expressão espiritual, abre-se também um espaço para que essa dimensão intuitiva do conhecimento seja valorizada, enriquecendo a espiritualidade com uma profundidade que transcende as palavras.

A inclusão de figuras femininas como Maria Madalena nas práticas espirituais contemporâneas representa também uma forma de reparação histórica. Ao longo dos séculos, as mulheres foram sistematicamente excluídas de papéis de destaque na teologia, na condução de rituais e na transmissão de saberes espirituais. Ao resgatar essas vozes, reconhece-se o erro do passado e busca-se criar um caminho onde todos os gêneros possam ser vistos como iguais diante do mistério do sagrado.

O resgate da presença feminina também revela novas formas de liderança. Maria Madalena não liderava através da imposição, mas pelo exemplo e pela profundidade de sua experiência espiritual. Essa forma de liderança se torna um modelo poderoso para as práticas religiosas contemporâneas, mostrando que a autoridade espiritual não está na posição ocupada, mas na sabedoria partilhada e na integridade do coração. As mulheres, ao serem incluídas nessas esferas, podem trazer essa forma de liderança para o mundo, que privilegia a empatia e a conexão em vez do controle.

Há também um aspecto de cura que a inclusão feminina nas práticas espirituais pode trazer. Durante séculos, muitas mulheres sofreram com uma espiritualidade que as colocava como inferiores, que as via apenas como pecadoras e que lhes negava o direito de serem protagonistas de suas próprias jornadas espirituais. Maria Madalena, com sua história de redenção e de liderança, se torna um símbolo de que é possível superar essas feridas e construir um caminho onde o feminino seja valorizado. Sua presença nas histórias sagradas é um lembrete de que o divino se revela de diferentes formas, e que o feminino é uma expressão tão valiosa quanto qualquer outra.

A prática da espiritualidade se torna mais rica e completa quando é capaz de abraçar a diversidade das experiências humanas. A inclusão feminina é um passo essencial nesse processo, pois abre espaço para que novas histórias, novas formas de sentir e viver o sagrado possam ser contadas. O legado de Maria Madalena nos mostra que, quando essas vozes são ouvidas, a própria espiritualidade se torna mais acolhedora e capaz de transformar aqueles que a buscam.

Assim, a mensagem de Maria Madalena continua a ecoar em um mundo que ainda luta por igualdade. A sua história não é apenas sobre o passado, mas sobre o potencial de um futuro onde as vozes femininas sejam respeitadas e celebradas. Em um mundo onde muitos buscam uma espiritualidade mais autêntica e verdadeira, a inclusão das mulheres se torna uma chave para que essa busca se realize. E, ao abrir esse espaço, Maria Madalena nos convida a redescobrir a riqueza de uma espiritualidade que é, ao mesmo tempo, profundamente humana e infinitamente divina.

O processo de resgatar a figura de Maria Madalena e integrá-la às práticas espirituais contemporâneas vai além de uma simples revisão histórica. Trata-se de uma verdadeira reconstrução de significados, uma tentativa de restaurar um equilíbrio que foi perdido ao longo dos séculos, mas que se faz cada vez mais necessário em tempos de questionamento das tradições religiosas estabelecidas. O caminho que surge a partir desse resgate é um que se abre para novas formas de espiritualidade, onde vozes antes silenciadas finalmente encontram espaço para se expressar e onde o papel da mulher é plenamente reconhecido em sua profundidade.

Maria Madalena, como figura simbólica e histórica, oferece uma oportunidade única para redescobrir aspectos da fé cristã que foram marginalizados. A maneira como ela compreendia os ensinamentos de Jesus e sua visão do divino mostram uma interpretação que valoriza o contato direto com o sagrado, sem a necessidade de intermediários rígidos. Esse resgate desafia a estrutura que se consolidou em torno de uma igreja hierárquica, sugerindo um retorno a uma espiritualidade mais simples e íntima, onde cada pessoa é capaz de buscar sua própria conexão com o mistério.

O novo caminho espiritual inspirado por Maria Madalena se constrói sobre a ideia de um diálogo constante entre a tradição e a renovação. Em seus ensinamentos, ela nos fala de um conhecimento que não é estático, mas que se aprofunda na medida em que o indivíduo busca compreender a si mesmo e ao divino de forma mais profunda. Essa perspectiva abre espaço para uma prática espiritual que valoriza o questionamento e a busca por respostas que vão além do dogma, incentivando uma fé que é mais uma jornada pessoal do que um conjunto fixo de crenças.

A proposta de uma espiritualidade renovada baseada em Maria Madalena também valoriza a diversidade de experiências espirituais. Diferentes formas de expressão da fé, que incluem desde a contemplação silenciosa até a celebração coletiva, são reconhecidas como válidas e necessárias. Maria Madalena, em sua própria jornada, não se limitava a um único modo de buscar o divino; ao contrário, sua vida é um testemunho de como a espiritualidade pode ser vivida em diferentes momentos, seja no recolhimento, seja na ação em favor dos outros. Esse exemplo convida à criação de espaços espirituais que acolham a pluralidade e que rejeitem a uniformidade que muitas vezes marca as instituições religiosas tradicionais.

No contexto moderno, o resgate de Maria Madalena impulsiona a criação de práticas que valorizam a equidade entre homens e mulheres. Em muitas comunidades, seu exemplo tem inspirado mulheres a se verem como líderes espirituais, capazes de orientar outras pessoas em suas jornadas de autoconhecimento e conexão com o divino. Esse novo caminho espiritual, que não faz distinções de gênero em termos de capacidade para o sagrado, torna-se um terreno fértil para a construção de uma fé mais inclusiva, onde o talento e a sensibilidade de cada indivíduo são reconhecidos e valorizados.

Um aspecto essencial dessa nova abordagem é a criação de rituais que conectam o espiritual ao cotidiano, que aproximam a experiência do divino da vida diária. Maria Madalena era uma mulher de profunda espiritualidade, mas também estava próxima das necessidades práticas daqueles que a cercavam. Sua figura, então, inspira práticas que integram o espiritual e o material, reconhecendo que o sagrado não é algo distante, mas que se manifesta nas relações, nos gestos de cuidado, na atenção ao próximo. Assim, a espiritualidade que surge de seu exemplo é uma que vê a transformação interior e a ação no mundo como partes inseparáveis de um mesmo caminho.

Esses novos espaços de espiritualidade, inspirados por Maria, também promovem uma releitura dos textos sagrados e da tradição. Em vez de tomá-los como verdades imutáveis, eles são vistos como fontes de inspiração que podem ser revisitadas à luz de novas perspectivas. Esse movimento abre a possibilidade de uma hermenêutica feminista, que questiona leituras tradicionais que diminuíram o papel das mulheres e busca revelar aspectos do texto que falam de igualdade e empoderamento. Maria Madalena, que teve sua voz diminuída por séculos, torna-se um símbolo desse processo de releitura, em que as narrativas são resgatadas e ganham novos significados.

Além disso, o resgate de Maria Madalena e a criação de um novo caminho espiritual oferecem um modelo de prática comunitária mais horizontal. Se a igreja institucionalizada seguiu o caminho da hierarquia e do poder centralizado, as comunidades inspiradas por Maria podem encontrar na igualdade e na partilha a sua base. Essa forma de organização reflete a maneira como os primeiros cristãos viviam, dividindo entre si seus recursos e apoiando uns aos outros em suas necessidades. Maria, que era respeitada entre os discípulos justamente por sua sabedoria e dedicação, nos oferece uma visão de como a liderança pode ser construída através do exemplo e da inspiração, e não apenas por títulos e autoridade formal.

Em tempos de crise espiritual e de distanciamento das tradições religiosas, a figura de Maria Madalena ressurge como um farol para aqueles que buscam algo além das instituições. Seu evangelho, que por tanto tempo foi suprimido, ressurge como uma voz que clama por um retorno à essência da mensagem de Cristo: a busca pelo amor, pela compaixão e pela compreensão. Essa voz fala diretamente aos corações que, em meio às incertezas do mundo moderno, procuram por uma fé que faça sentido em sua vida cotidiana, que ofereça não apenas respostas, mas uma forma de caminhar junto com o mistério.

O novo caminho espiritual inspirado por Maria Madalena é, em sua essência, um convite à transformação. Ele não busca criar uma nova doutrina, mas sim abrir espaço para que cada pessoa encontre sua própria forma de conectar-se com o divino, em um movimento contínuo de descoberta e de redescoberta. É uma espiritualidade que acolhe as dúvidas, que se permite a vulnerabilidade e que vê na jornada de cada um um reflexo do mistério maior que nos envolve.

Essa abordagem sugere que a verdadeira fé não se encontra nas certezas, mas na abertura ao desconhecido. Maria Madalena, em sua relação com Cristo, demonstrou essa abertura, deixando-se guiar por uma compreensão que transcendia as aparências e que buscava tocar a verdade mais profunda. Seu exemplo é um chamado para que não temamos explorar novas formas de espiritualidade, que nos deixemos guiar pela intuição e que, ao fazer isso, possamos encontrar a nossa própria voz no coro daqueles que buscam o divino.

Assim, a construção desse novo caminho espiritual é um processo contínuo, que exige coragem para desafiar as normas e um coração aberto para acolher o novo. Maria Madalena nos oferece um espelho em que podemos ver refletidas nossas próprias buscas e inquietações. E, ao trilhar esse caminho, não apenas resgatamos a importância de uma mulher que foi injustamente silenciada, mas também abrimos a porta para que um novo mundo espiritual possa florescer, onde a igualdade, o respeito e a profundidade do encontro com o sagrado sejam a bússola que nos orienta.

:

Capítulo 27
Esperança e Transformação

A figura de Maria Madalena, envolta em mistérios e redescobertas, transcende o papel histórico e religioso para se transformar em um símbolo atemporal de esperança e transformação espiritual. Em sua trajetória, ela representa a possibilidade de renovação, de romper com as amarras do passado e abrir caminho para uma nova compreensão da fé e da espiritualidade. Em tempos de questionamento e incerteza, Maria Madalena ressurge como uma guia, uma figura que inspira aqueles que buscam não apenas respostas, mas um caminho de profunda transformação interior.

Maria Madalena é, antes de tudo, um símbolo de resiliência. Sua história é marcada por desafios e incompreensões, mas também pela capacidade de se manter fiel a uma visão mais ampla do sagrado, mesmo diante da resistência daqueles que preferiam manter a tradição imutável. Sua presença ao lado de Jesus, sua coragem em testemunhar eventos centrais da fé cristã, e sua disposição em assumir um papel de liderança mesmo quando contestada pelos outros apóstolos, fazem dela um modelo de resistência espiritual. A esperança que ela representa não é passiva, mas ativa; é a esperança que move a transformação e que desafia as estruturas que se mostram rígidas e incapazes de evoluir.

Esse potencial transformador de Maria Madalena se revela especialmente no modo como ela vê a relação entre o divino e o humano. Em seu evangelho, a ideia de que a salvação está ligada ao autoconhecimento e à integração de aspectos espirituais mais elevados ressoa profundamente com os anseios de uma espiritualidade mais conectada com o interior de cada pessoa. É uma visão que desloca o foco da busca pelo divino de dogmas rígidos para uma experiência pessoal de transformação. Nesse sentido, Maria Madalena representa a esperança de uma fé que acolhe a busca individual, que entende a espiritualidade como um processo contínuo de descoberta e de evolução pessoal.

A transformação proposta por Maria Madalena não é apenas individual, mas também coletiva. Ela nos convida a repensar as estruturas da comunidade de fé, a questionar os papéis de liderança e a reimaginar a relação entre os fiéis e o sagrado. Sua imagem nos leva a refletir sobre o que significa ser parte de uma comunidade espiritual: será que a verdadeira comunidade não é aquela que se constrói sobre a base da igualdade e da partilha, onde todos têm a oportunidade de serem ouvidos e de contribuir para o crescimento mútuo? Maria Madalena nos aponta para uma visão de comunidade que não se define pelas hierarquias, mas pelo compromisso com o amor e a compaixão.

Em tempos de mudança, a figura de Maria Madalena também ressurge como um símbolo de esperança para as mulheres que buscam um espaço de expressão dentro das tradições religiosas. Sua história, marcada por silenciamentos e difamações, reflete a trajetória de muitas mulheres que, ao longo dos séculos, foram excluídas dos espaços de poder e decisão dentro das instituições de fé. No entanto, ao resgatar sua voz e seu papel de liderança, ela se torna um símbolo de que é possível, sim, transformar essas estruturas, de que a espiritualidade pode ser um espaço onde as mulheres são vistas e ouvidas em toda a sua plenitude. A esperança que Maria Madalena oferece a essas mulheres é a de que o divino também fala através delas, que sua experiência e suas visões têm valor e que sua contribuição é essencial para uma espiritualidade mais rica e diversa.

Além do aspecto de gênero, Maria Madalena também se torna um símbolo de transformação para aqueles que se sentem à margem das tradições religiosas. Sua própria experiência como alguém que teve de lutar para que sua voz fosse reconhecida ressoa com os que, hoje, se encontram afastados das instituições religiosas, mas que não perderam seu desejo de conexão com o sagrado. Maria é, nesse sentido, um farol para todos aqueles que buscam uma espiritualidade que acolhe as diferenças, que vê valor nas diversas formas de experimentar o divino e que se abre para novas possibilidades de encontro com o mistério.

A mensagem de esperança de Maria Madalena está profundamente ligada à noção de amor incondicional que ela viveu e pregou. Em um mundo que muitas vezes se vê marcado pela intolerância e pela divisão, sua figura nos lembra que a essência da fé é, acima de tudo, o amor. E esse amor não é limitado por fronteiras ou rótulos, mas é aberto, acolhedor, transformador. O amor que Maria representa é um chamado para que cada pessoa veja no outro um reflexo do sagrado, para que, ao invés de buscar controlar ou dominar, possamos aprender a caminhar juntos, respeitando as diferenças e celebrando as semelhanças que nos unem.

O simbolismo de Maria Madalena também nos fala de um caminho de cura. Sua trajetória é, de certa forma, uma metáfora para os processos de cura que cada pessoa enfrenta em sua jornada espiritual. Assim como ela foi redescoberta e revalorizada após séculos de esquecimento e difamação, também somos chamados a nos redescobrir, a encontrar dentro de nós aquilo que foi deixado de lado, a curar as feridas que a vida nos impôs. Maria nos mostra que a verdadeira transformação começa dentro, no ato de olhar para si mesmo com sinceridade, de reconhecer as próprias sombras e de encontrar a luz que brilha por trás de cada experiência.

É nesse sentido que Maria Madalena se torna um símbolo de esperança para os tempos atuais. Sua história nos lembra que a transformação é possível, mesmo quando parece que as estruturas são inamovíveis. Ela nos inspira a acreditar que é possível construir um novo caminho, uma nova forma de se relacionar com o sagrado e com o outro. E essa esperança, que brota de sua coragem e de sua sabedoria, é a força que pode nos ajudar a enfrentar os desafios de nosso tempo, a buscar uma espiritualidade que seja mais verdadeira, mais conectada e mais aberta para o que ainda está por vir.

Maria Madalena, em sua essência, é a esperança de que o espiritual pode ser sempre redescoberto, de que o caminho do amor e da verdade nunca se fecha, mas se transforma e se amplia à medida que novas gerações se abrem para seu mistério. Ela nos convida a trilhar esse caminho com coragem e com um coração aberto, sabendo que, ao fazer isso, também estamos contribuindo para a construção de um mundo mais justo e mais compassivo, onde a espiritualidade seja um espaço de inclusão e de renovação constante.

Maria Madalena permanece uma figura que transcende o tempo, ecoando nos corredores da história e se reinventando em cada nova leitura de sua vida e de seus ensinamentos. Sua jornada, desde as margens de uma tradição que a silenciou até o seu resgate como uma voz crucial do cristianismo primitivo, reflete a busca por uma espiritualidade que se reinventa, que questiona e que se expande além dos limites impostos pela tradição. Em uma era em que muitos se veem à procura de respostas que ultrapassem os dogmas rígidos, Maria Madalena oferece uma visão renovada e instigante sobre o papel da espiritualidade e da liderança feminina no futuro da fé.

O legado de Maria Madalena é, antes de tudo, uma afirmação da capacidade humana de desafiar narrativas consolidadas e buscar novos entendimentos do sagrado. Sua figura nos lembra que a espiritualidade não é estática, mas sim um fluxo contínuo, uma dança entre o humano e o divino que se renova em cada geração. Ao revisitar sua história e suas palavras, relembramos que, em muitos momentos, as interpretações dominantes são apenas uma parte da verdade, e que há sempre espaço para que vozes esquecidas, como a de Maria, encontrem um novo espaço para se manifestar.

A mensagem que ela deixa é especialmente relevante em um mundo em que as tradições religiosas frequentemente se chocam com os desafios do presente. Maria Madalena nos mostra que é possível encontrar um caminho que não se limita à repetição das antigas fórmulas, mas que se abre para o diálogo com as novas realidades. Em seu evangelho, a importância dada ao autoconhecimento e à conexão pessoal com o divino propõe um caminho de introspecção e de liberdade espiritual, algo que muitos, em busca de sentido em um mundo complexo, continuam a desejar.

Essa liberdade de exploração espiritual é, talvez, um dos aspectos mais essenciais de seu legado. Maria nos convida a questionar o que nos é dado como verdade, a buscar a nossa própria conexão com o divino e a entender que a fé não é algo que se impõe de fora, mas que se descobre dentro de cada um. Em um mundo onde tantas certezas parecem se dissolver, essa abertura ao mistério se torna uma fonte de renovação e esperança. Maria nos lembra que o caminho da espiritualidade não é linear, mas repleto de curvas, de reencontros e de novas descobertas.

Mas o legado de Maria Madalena não se limita à dimensão individual da espiritualidade. Ele se expande para a construção de uma nova comunidade, uma igreja viva onde as vozes são acolhidas e não reprimidas, onde a liderança é partilhada e onde o amor ao próximo se torna a base de todas as relações. A figura de Maria Madalena nos inspira a pensar em comunidades de fé que sejam capazes de abraçar as diferenças e que valorizem a sabedoria que emerge das margens. Em seu evangelho, Maria propõe uma forma de espiritualidade que não teme a pluralidade, que entende que o sagrado pode se manifestar de maneiras diversas e que, por isso mesmo, é mais rico e mais profundo.

Além disso, a trajetória de Maria Madalena nos convida a uma reavaliação crítica da história do cristianismo e do papel das mulheres na construção dessa tradição. Ao longo dos séculos, muitas foram silenciadas, relegadas a papéis secundários ou reinterpretadas para se encaixarem em uma visão restrita de seus papéis. O reconhecimento de Maria Madalena como uma líder espiritual e como a "apóstola dos apóstolos" não é apenas um resgate histórico, mas um chamado a todos nós para que possamos reexaminar como as tradições que herdamos foram construídas e quais vozes deixaram de ser ouvidas nesse processo.

Esse resgate tem um impacto profundo nas comunidades que hoje buscam formas de espiritualidade que sejam verdadeiramente inclusivas. Ao resgatarmos Maria Madalena, reconhecemos a importância de dar espaço às experiências femininas no campo espiritual, compreendendo que a experiência de fé não é uniforme, mas múltipla e variada. Maria Madalena se torna, assim, um símbolo do potencial que existe em cada ser humano para redescobrir o sagrado a partir de sua própria perspectiva, sem medo de ser diferente ou de desafiar as normas estabelecidas.

Sua mensagem para o futuro da fé é clara: o cristianismo, e a espiritualidade de modo mais amplo, têm a oportunidade de se reinventar a partir do diálogo entre tradição e inovação, entre o mistério e o conhecimento, entre o humano e o divino. A figura de Maria Madalena nos lembra que, por mais que as instituições tentem fixar a verdade em dogmas, a experiência espiritual é sempre maior, sempre mais complexa e sempre mais profunda do que qualquer estrutura que tente contê-la. E é precisamente nesse espaço de abertura e de busca que reside o futuro da fé.

A transformação que Maria Madalena propõe não se dá apenas em âmbito pessoal ou institucional, mas abrange a própria visão do que significa ser humano. Em um tempo em que as fronteiras entre ciência e espiritualidade se tornam cada vez mais tênues, ela nos oferece uma visão integradora, em que a espiritualidade pode caminhar ao lado das descobertas científicas e das novas formas de entender a existência. Ela nos sugere que, em vez de se opor ao novo, a fé pode ser um espaço onde as perguntas difíceis são acolhidas, onde o mistério se torna uma ponte para novas descobertas sobre o sentido da vida.

E, assim, ao olharmos para o legado eterno de Maria Madalena, nos deparamos com uma mensagem que continua a nos desafiar e a nos inspirar. Sua história não é apenas uma página de um passado distante, mas um chamado vivo e pulsante para que continuemos a explorar, a questionar e a nos transformar. Ao longo deste livro, percorremos os caminhos de sua vida e de seus ensinamentos, e descobrimos que Maria nos fala de um amor que é capaz de transcender as limitações da história, um amor que permanece como a força que une o céu e a terra, o passado e o futuro.

O futuro da fé, segundo Maria Madalena, é um futuro onde cada um de nós é convidado a se tornar parte dessa jornada de descoberta. É um futuro onde o sagrado não está em uma autoridade distante, mas em cada encontro, em cada gesto de compaixão, em cada busca por verdade. E, ao trilhar esse caminho, percebemos que Maria Madalena continua a nos guiar, mostrando que a fé, quando verdadeiramente vivida, é um processo constante de renovação e de transformação.

Epílogo

Ao chegar ao final desta jornada, resta uma sensação de que aquilo que foi desvelado é apenas o início de uma nova forma de ver o mundo e de compreender o divino. As palavras de Maria Madalena, suas visões e os mistérios que ela trouxe à luz, não são apenas relatos de um tempo distante; são um convite para uma transformação contínua que ressoa em cada alma disposta a buscar. O que você encontrou aqui não é uma conclusão, mas um portal para uma reflexão mais profunda sobre o que significa caminhar entre o sagrado e o mundano.

Cada ensinamento de Maria é uma semente, que ao cair em solo fértil, germina em novas perspectivas e entendimentos. Ela nos lembra que a busca pela verdade não se limita às paredes de templos e igrejas, mas se faz no silêncio da introspecção, na coragem de enfrentar as próprias sombras e de encontrar a luz que pulsa em cada experiência. O evangelho que se revela nas suas palavras é o de um despertar pessoal, de uma fé que não se submete a regras impostas, mas que se constrói no encontro íntimo com o que há de mais verdadeiro.

Agora, ao fechar este livro, você não carrega apenas o peso das histórias e das revelações que foram compartilhadas. Carrega consigo a chama de uma espiritualidade que não se deixa apagar pelas tempestades da história. Maria Madalena, com sua visão clara e sua determinação em manter viva a essência dos ensinamentos de Jesus, nos oferece um caminho que não se esgota em palavras, mas que se manifesta em cada gesto de busca pela verdade. Ela nos ensina que a verdadeira conexão com o divino é uma jornada interna, uma travessia que cada um deve fazer em direção ao próprio ser.

O que você viveu através destas páginas é um chamado para ir além, para olhar para dentro e encontrar a verdade que Maria reconheceu ao lado de Jesus. Essa verdade é a que dissolve as fronteiras entre o humano e o sagrado, que nos lembra de que o reino de Deus está presente na intimidade de cada respiração, em cada instante de consciência desperta. Ao se permitir ouvir essa mensagem, você se torna parte de um movimento que transcende o tempo, que ecoa nas palavras esquecidas, mas nunca apagadas, do Evangelho de Maria.

Aqui não se trata de uma fé cega, mas de uma fé que questiona, que se expande, que se abre para o que é desconhecido. Maria Madalena é a guia que nos convida a essa jornada, não para que aceitemos respostas prontas, mas para que encontremos as nossas próprias. E ao fazer isso, você se reconecta com uma tradição que foi silenciada, mas que sempre esperou pelo momento certo para ser ouvida novamente. O momento em que você, leitor, se torna também guardião dessas revelações.

Ao deixar estas linhas para trás, saiba que elas não encerram o caminho, mas abrem novas estradas em sua mente e em seu espírito. O legado de Maria Madalena é um farol que nos guia em meio à escuridão, um lembrete de que o sagrado é sempre uma possibilidade ao alcance daqueles que buscam de coração aberto. E agora, a chama dessa busca está em suas mãos. Que você a leve adiante, e que ela ilumine o seu caminho, assim como iluminou o de tantos que ousaram seguir sua própria luz.

www.ingramcontent.com/pod-product-compliance
Lightning Source LLC
LaVergne TN
LVHW040143080526
838202LV00042B/3004